Steffen Rabe
Ulf Riker
Beate Vollmer

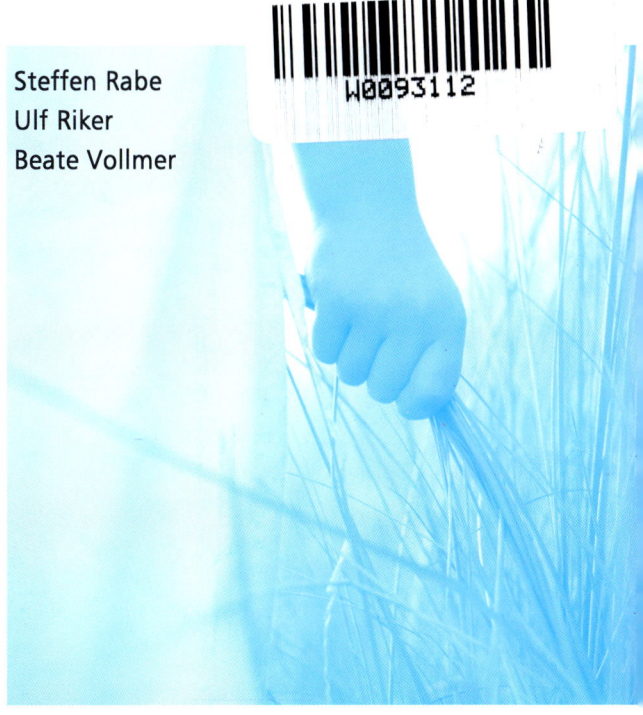

Wickel, Tees und Globuli

Naturheilverfahren während
der homöopathischen Behandlung

Autoren

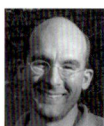

Dr. Steffen Rabe, Jahrgang 1964, studierte in Hannover Medizin, promovierte über Homöopathie in Würzburg und ist seit 1996 als klassisch-homöopathisch arbeitender Kinderarzt in München niedergelassen. Internationale Referententätigkeit zu den Themen Homöopathie und Impfungen im Kindesalter.

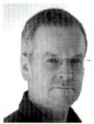

Dr. med. Ulf Riker, Jahrgang 1953, ist Arzt für Innere Medizin mit den Zusatzbezeichnungen „Homöopathie" und „Naturheilverfahren". Er war Leitender Arzt eines internistischen Akutkrankenhauses mit naturheilkundlichem und homöopathischem Therapieschwerpunkt. Seit 1998 niedergelassen in eigener Praxis in München. Weiterbildungsermächtigung der Bayerischen Landesärztekammer. Dr. Riker arbeitet seit mehr als 15 Jahren klassisch-homöopathisch.

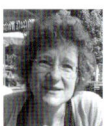

Dr. Beate Vollmer, Jahrgang 1957, ist Ärztin für Frauenheilkunde mit der Zusatzbezeichnung „Homöopathie". Nachdem sie neun Jahre in der Gynäkologie, Geburtshilfe und Chirurgie klinisch gearbeitet hat, ließ sie sich 1996 als Frauenärztin in München nieder. Moderatorin von Qualitätszirkeln „Homöopathie". Dr. Vollmer arbeitet seit mehr als 13 Jahren klassisch-homöopathisch.

Alle Informationen in diesem Buch wurden mit außerordentlicher Sorgfalt zusammengestellt, eine Gewähr für deren Richtigkeit kann dennoch nicht übernommen werden.
Geschützte Marken- und Produktnamen sind mit ® gekennzeichnet, aus dem versehentlichen Fehlen dieses Symbols darf nicht auf das Fehlen eines Markenschutzes geschlossen werden.

© Buchreihe des Deutschen Zentralvereins homöopathischer Ärzte, Dezember 2006
Redaktion: Christoph Trapp, Am Hofgarten 5, 53113 Bonn, Tel. 0228 - 242 53 30,
Fax 0228 - 242 53 31, presse@dzvhae.de, www.welt-der-homoeopathie.de

ISBN 978-3-939749-01-1
Vom Verkaufspreis wird 1,00 Euro der Homöopathie-Stiftung des DZVhÄ gespendet.

Inhalt

Warum dieses Buch? — 8

Theorie

Grundsätzliche Überlegungen zu Naturheilverfahren und klassischer Homöopathie — 13
- Komplementärmedizin und Schulmedizin – zwei völlig unterschiedliche Denkansätze! — 14
- Homöopathie und die häufigsten Naturheilverfahren — 16
- Homöopathie und Naturheilverfahren – Chancen und Gefahren ihrer Kombination — 18

Praxis

Herr Doktor, mein Kind ist schon wieder erkältet … — 23
Einige Bemerkungen zu Husten, Schnupfen, Heiserkeit und Fieber

Fieber — 26

Erkrankungen von Augen, Hals, Nasen, Ohren und Atemwegen — 28
- Bindehautentzündung — 28
- Nasenbluten — 29
- Ohrenschmerzen — 30

Entzündungen der Mund- und Rachenschleimhaut — 31
- Herpesinfektion, Mundfäule und Fieberbläschen — 32
- Mundsoor bei Säuglingen — 32
- Husten, Schnupfen und Heiserkeit — 33
- Heuschnupfen — 36
- Husten — 36

- „Trockener" Husten — 37
- Keuchhusten — 38
- „Pseudokrupp" — 39
- „Feuchter" Husten — 40
- Asthma — 42

Herz-Kreislauferkrankungen — 44
- Niedriger Blutdruck und Kreislaufschwäche — 44
- Hoher Blutdruck — 47
- Hämorrhoiden — 49
- Krampfadern — 50

Erkrankungen des Magen-Darm-Traktes — 52
- „Bauchschmerzen" — 52
- Blähungen — 54
- Reisekrankheit — 55
- Durchfall und Erbrechen — 55
- Durchfall bei Erwachsenen — 57
- Verstopfung — 58
- Reizmagen und Sodbrennen — 61

Erkrankungen von Blase und Harnwegen — 63
- Harnwegsinfektion — 63
- Harnwegsinfektion bei Kindern — 66

Hautpflege und Hauterkrankungen — 67
- Hautpflege bei Säuglingen und Kleinkindern — 67
- Entzündungen im Windel- und Genitalbereich — 68
- Phytotherapie bei Ekzemen — 69
  (Neurodermitis, Milchschorf)

Wunden und Verletzungen — 70
- Wundbehandlung — 70
- Insektenstich — 71
- Verbrennung und Sonnenbrand — 71
- Prellung, Verstauchung und Ähnliches — 72

Allgemeines zur Schmerzbehandlung	**73**
• Kopfschmerzen und Migräne	**76**
• Gelenk- und Rückenschmerzen	**78**
Schlafstörungen und Nervosität	**80**
Frauenheilkunde	**82**
• Allgemeines über Scheidenentzündung	**82**
• Vaginalmykose (Scheidenpilz)	**83**
• Bakterielle Scheidenentzündung	**85**
• Unspezifische vaginale und perianale Reizung	**87**
• Herpes genitalis	**88**
• Senile Kolpitis	**88**
• Adnexitis (Entzündung der Eierstöcke/Eileiter)	**90**
• Zyklusstörung	**91**
• Blutungsunregelmäßigkeit	**91**
• Schmerzen bei der Periode	**92**
• Mastodynie (Schmerzen und Spannungsgefühle in den Brüsten)	**94**
• Milchstau und Brustentzündung	**95**
• Klimakterium	**97**
• Osteoporose	**102**

Service

Prozeduren und Rezepte	**107**
• Wickel und Packungen	**107**
• Tees und Innerliches	**114**
• Cremes und Äußerliches	**119**
Verwendete und weiterführende Literatur	**120**
Literaturempfehlungen	**120**
Internet	**122**
Adressen	**122**

Warum dieses Buch?

Angenommen, Sie kommen auf Empfehlung zur Homöopathie oder haben mit dieser Heilweise bereits eigene positive Erfahrungen gemacht. Dann kennen Sie vielleicht auch die folgenden Situationen:

- Sie haben Husten, nicht schlimm, aber lästig. Ihr homöopathischer Arzt fragt nach genauen Symptomen, aber Sie können sie nicht benennen. Also lässt sich eine passende homöopathische Arznei nicht mit ausreichender Sicherheit finden. Was können Sie tun?
- Oder: Ihr Kind bekommt abends Bauchweh, nicht besorgniserregend, Sie wollen Ihren homöopathischen Arzt deswegen nicht mehr anrufen. Wäre es nicht schön, wenn Sie etwas tun könnten zur Linderung, ohne gleich mit „Kanonen auf Spatzen zu schießen"?
- Oder: Sie sind wegen einer chronischen Krankheit schon länger in homöopathischer Behandlung, und nun kommt eine akute Erkältung dazwischen. Sie haben vielleicht schon gehört, dass die homöopathische Selbstbehandlung in solchen Fällen die Therapie der chronischen Erkrankung auch stören kann. Was also ist aus Sicht der Homöopathie in solchen Fällen erlaubt und zugleich hilfreich aus dem großen Schatz der Volksmedizin und Naturheilkunde?
- Oder: Sie wissen schon, was Sie in bestimmten alltäglichen Akutkrankheiten an homöopathischen Globuli einnehmen können, weil sich eine bestimmte Arznei in ähnlicher Situation schon einmal bewährt hat. Aber leider haben Sie dieses homöopathische Mittel nicht vorrätig, es ist Abend, Ihre homöopathisch gut sortierte Apotheke hat bereits geschlossen. Was also tun bis zum nächsten Morgen, ohne die Symptomatik Ihrer Krankheit wesentlich zu verändern und trotzdem zu lindern?

Viele Patienten, die sich in der Homöopathie gut auskennen, wissen, dass erst dann mit ausreichender Sicherheit ein homöopathisches Mittel zu finden ist, wenn die Krankheit ein Gesicht bekommen hat, wenn also klare Symptome und so genannte Modalitäten zweifelsfrei auf eine bestimmte Arznei hinweisen. Dies kann bedeuten, dass Sie noch einen Tag oder eine Nacht auf ein homöopathisches Einzelmittel warten müssen. In diesen Fällen können pflanzliche Medikamente oder bewährte Anwendungen aus dem Bereich der Naturheilverfahren sanfte Abhilfe oder zumindest Linderung verschaffen, ohne die Entwicklung eines klaren Symptomen-Mosaiks zu behindern. Sie sollen also nicht gegensinnig wirken, sondern „mit-sinnig" den Organismus in der Entwicklung einer Heilreaktion unterstützen. Gegenüber den Medikamenten der Schulmedizin hat dies den Vorteil, dass keine Nebenwirkungen auftreten und die konsequente homöopathische Therapie nicht unterbrochen oder gestört wird.

Andererseits sind in vielen Fällen pflanzliche Arzneien zwar sanfte und doch wirksame Alternativen zur Schulmedizin, aber pflanzlich heißt nicht automatisch harmlos! Je mehr wir auf Wirkstoffe aus der Natur zurückgreifen, umso mehr lernen wir auch über sie: dass beispielsweise Knoblauchpräparate die Blutgerinnung stören und zu Komplikationen führen können, wenn sie nicht rechtzeitig vor einer Operation abgesetzt werden; oder dass viele pflanzliche Arzneien Allergien auslösen können; oder dass Johanniskraut über Wechselwirkungen in der Leber die Wirkung der *Pille* aufheben kann.

Die Dosierung pflanzlicher Präparate kann gerade bei Kindern manchmal ein Problem sein: Viele Pflanzenextrakte haben zwar eine große therapeutische Breite, das heißt auf einen Teelöffel mehr oder weniger pro Tag kommt es oft nicht an; trotzdem sollten auch hier bestimmte Höchstmengen nicht überschritten werden.

- *Faustregel: Säuglinge und Kleinkinder erhalten ungefähr ein Drittel, Schulkinder die Hälfte der jeweiligen Erwachsenendosierung.*

Naturheilkundliche Maßnahmen sollen dazu beitragen, dass unser Organismus für die folgende homöopathische Behandlung ein möglichst klares und eindeutiges Symptombild der Krankheit entfalten kann. Wenig sinnvoll ist es daher, in dieser Situation mit homöopathischen Komplexmitteln zu hantieren, obwohl sie in vielen Fällen wirksam sein können, haben sie doch auch zahlreiche Nachteile, die eine längerfristige, konsequente und erfolgreiche homöopathische Behandlung stören oder sogar unmöglich machen können.

Und was ist mit den Globuli …?

Dieses Buch soll nicht als Anleitung zur homöopathischen Selbstbehandlung dienen, sondern Ihnen die Möglichkeiten sanfter und sinnvoller naturnaher Begleitmaßnahmen nahe bringen. Sie werden also keine bewährten homöopathischen Mittelempfehlungen für diese oder jene Krankheit finden. Wir sagen Ihnen aber, auf welche Teilaspekte der Symptomatik Sie bei den verschiedenen Krankheitsgruppen besonders achten sollten, um Ihrem homöopathischen Arzt möglichst vollständig und präzise das ganze Mosaik der Symptome Ihrer Krankheit beschreiben zu können. Es geht uns dabei in erster Linie darum, Sie in der Beobachtung der Symptomsprache Ihres Organismus zu schulen und Sie auch für vermeintlich nebensächliche Zeichen und Veränderungen zu sensibilisieren. Eine sichere homöopathische Arzneiwahl wird Ihrem Arzt erst dann gelingen, wenn Sie ihm das Material für diese Auswahl liefern!

Haben wir etwas vergessen …?

Sie vermissen die Besprechung weiterer Krankheitsbilder? Dies liegt daran, dass es sich vermutlich um tiefgreifendere Gesundheitsstörungen handelt, die nach unserer Meinung und Erfahrung nicht mit ausreichender Sicherheit, Effizienz und Plausibilität einer naturheilkundlichen Behandlung zugänglich sind.

Sie vermissen die Erwähnung weiterer naturheilkundlicher Maßnahmen? Dies liegt daran, dass wir nur diejenigen Empfehlungen weitergeben möchten, die sich uns – frei von weltanschaulichen Hintergründen – seit Jahren als hilfreich, schonend und als Ergänzung der klassischen Homöopathie Hahnemanns als sinn- und wirkungsvoll erwiesen haben.

Selbstverständlich gibt es in der naturnahen Volksmedizin oder in speziellen Therapierichtungen, wie zum Beispiel der anthroposophischen Medizin, noch zahlreiche weitere Möglichkeiten, auf kleinere oder größere Alltagsbeschwerden positiv Einfluss zu nehmen. Dies alles zu erwähnen würde aber den Rahmen dieses Buches sprengen.

Bitte denken Sie immer daran, dass sich auch hinter vermeintlich banalen Symptomen ein schwereres Krankheitsbild verstecken kann! Wir haben uns bemüht, in den einzelnen Abschnitten auf Alarmzeichen und die Notwendigkeit einer sorgfältigen und zeitnahen Diagnostik hinzuweisen. In jedem Falle sind aber die zusammengestellten Empfehlungen und Rezepte nur für die kurzfristige Selbstbehandlung gedacht! Bei Fortbestehen der Beschwerden über mehrere Tage oder bei einer Verschlimmerung sollten Sie ebenso wie bei einer unklaren Ursache der Symptome Kontakt zu Ihrer Ärztin oder zu Ihrem Arzt aufnehmen!

Dr. Steffen Rabe, Dr. Ulf Riker, Dr. Beate Vollmer
Winter 2006

Das Symbol ➡ verweist auf ein Rezept im Serviceteil.

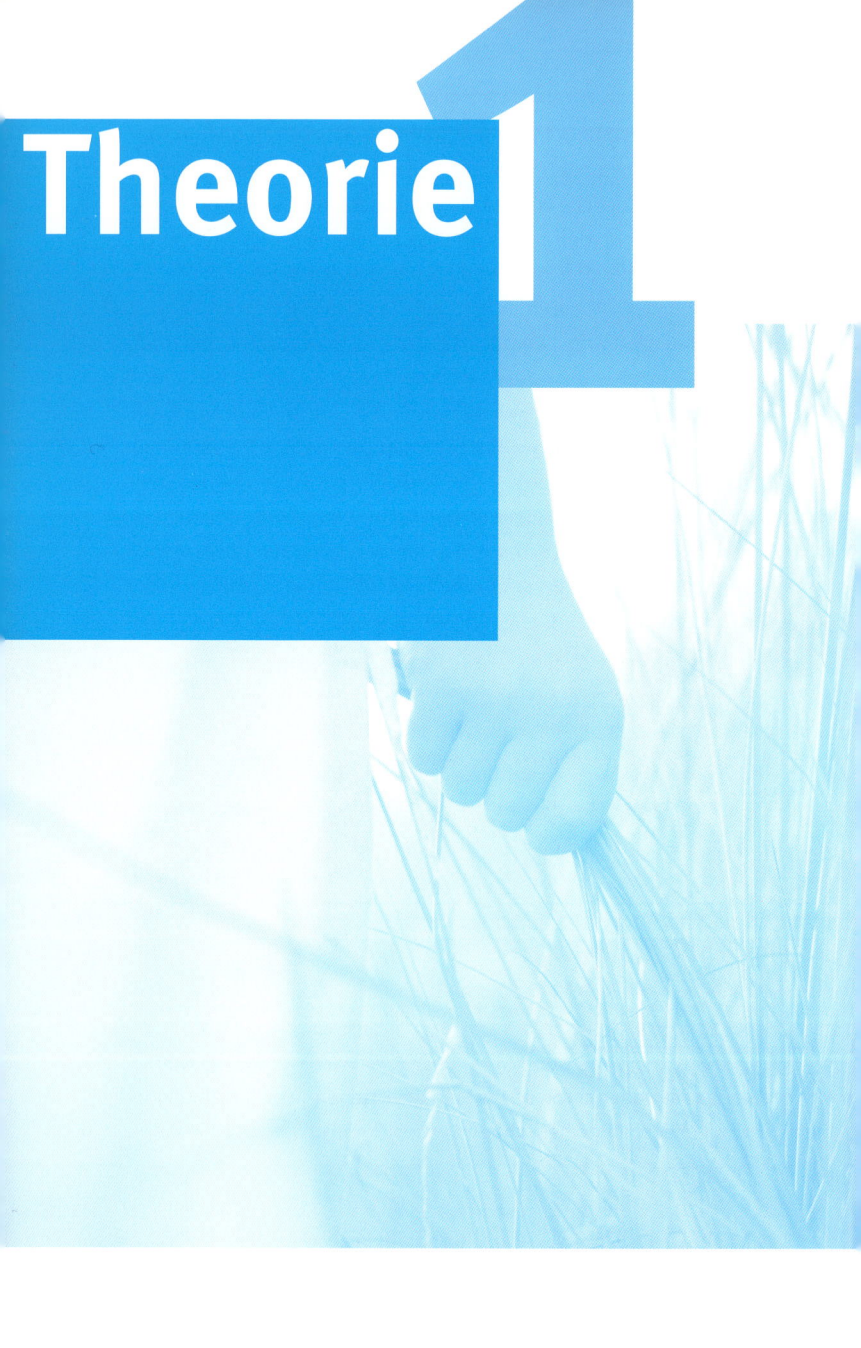

Theorie 1

Grundsätzliche Überlegungen zu Naturheilverfahren und klassischer Homöopathie

„Was ist das Glück anderes als Ordnung zu halten nach der Weisheit der Natur?" (Paracelsus)

Paracelsus war Begründer einer Heilkunst, die auf Naturbeobachtung und Erfahrung beruht. Seine rhetorisch gemeinte Frage zu Glück und Natur mag im ersten Moment vielleicht trivial und einfach klingen, wirft aber nach kurzem Nachdenken weitere Fragen auf, die ihrerseits schon nicht mehr ganz so einfach zu beantworten sind:

- Was ist eigentlich Glück und was hat es mit Medizin zu tun?
- Was hat Glück mit Ordnung zu tun und was verstehen wir im medizinischen Bereich überhaupt unter Ordnung?
- Und was ist eigentlich die Weisheit der Natur? Und wie erreichen wir diese Weisheit, um dann mit ihrer Hilfe Ordnung zu schaffen und am Ende – vielleicht – einen Zustand des Glückes zu erreichen?

Wir sehen: Wenn Gesundheit mit Ordnung und Weisheit der Natur zu tun hat, dann wird es womöglich keinen kurzen Weg geben, der uns ans Ziel führt. Wissen wir nicht allzu gut, wie rasch Unordnung entsteht und wie lange es manchmal dauert, bis wir Zeit und Lust haben, wieder aufzuräumen, und wie mühsam und zeitaufwändig dieses Ordnungschaffen sein kann?

Wir müssen also zunächst innehalten und darüber nachdenken, was uns krank gemacht hat, auf welchem Weg wir dahin kamen, wo wir mit unserer akuten oder chronischen Krankheit stehen, wo Unordnung in unserem Lebensgefüge herrscht und an welchen Punkten uns die Weisheit verlassen hat.

Innehalten heißt, sich Zeit zu lassen oder zu nehmen. Innehalten führt zu Achtsamkeit uns selbst und unserer Umgebung gegenüber. Unsere

In-Welt steht in ständiger Wechselwirkung mit unserer Um-Welt. Und daher ist auch unsere Gesundheit immer nur relativ und abhängig davon, wie wir selbst unsere Inwelt pflegen und auf unsere Umwelt einwirken.

Akute Krankheiten können über Nacht entstehen, Anfälligkeiten entwickeln sich in der Regel über längere Zeit hinweg, und manch chronische Krankheit hat ihre Wurzeln weit in der Vergangenheit. Die Natur hat alle Zeit der Welt. In manch einer Krankheitsentwicklung lässt sie sich – und damit auch uns! – sehr viel Zeit. Und manch andere Krankheit hat die unangenehme Eigenschaft, uns Zeit, manchmal auch Lebenszeit zu kosten. Also hat auch die Zeit etwas mit Ordnung, Gesundheit und Glück zu tun!

Betrachten wir Gesundheit und Krankheit vor diesem Hintergrund, so wird klar, dass biologische Heilmethoden ebenfalls ihre Zeit benötigen, um auf natürlichem Wege wieder Ordnung in den gestörten Organismus zu bringen. Damit ist auch Geduld eine wichtige Voraussetzung für die sinnvolle Anwendung von Naturheilverfahren!

Komplementärmedizin und Schulmedizin – zwei völlig unterschiedliche Denkansätze!

Wenn wir überlegen, worin die grundsätzlichen Unterschiede liegen zwischen der Schulmedizin auf der einen Seite und den komplementärmedizinischen Verfahren auf der anderen Seite, so können wir zwei Modelle skizzieren:

Modell A – Schulmedizin

- Gesundheit wird mit Abwesenheit von Krankheit gleichgesetzt (entweder oder).
- Störungen oder Symptome werden als die eigentliche Krankheit angesehen und als störend oder fremd bekämpft.
- Beispiel: Fieber wird mit Fieberzäpfchen behandelt.

Modell B – Komplementärmedizin

- Gesundheit und Krankheit sind Aspekte eines kontinuierlichen Prozesses (sowohl als auch).
- Störungen oder Symptome werden als Signal oder Botschaft des Organismus erkannt und entsprechend beantwortet.
- Beispiel: Fieber wird mit ➡ Wadenwickeln behandelt.

Wenn wir diese beiden Modelle nebeneinander stellen, so erkennen wir noch deutlicher die Unterschiede:

Modell A	*Modell B*
Konfrontation	*Kommunikation*
Anti-Prinzip	*Hilfe-Prinzip*
Patho-physiologisch	*bio-logisch*

Das Wirkprinzip der Naturheilverfahren und der klassischen Homöopathie lässt sich folgendermaßen zusammenfassen:

Naturheilverfahren zielen auf eine aktive Beteiligung und Nutzung selbstgesteuerter Prozesse des menschlichen Organismus in Richtung Gesundheit, die therapeutischen Maßnahmen folgen dem „Reiz-Reaktions-Prinzip"

Die therapeutischen Reize der verschiedenen komplementärmedizinischen Methoden sollen also den Organismus dazu anregen, aus eigener Kraft und mit seinen Möglichkeiten die Krankheit zu überwinden und eine gesunde Stabilität der Lebensprozesse wiederherzustellen. Als Reize kommen Pflanzenextrakte, Massagetechniken, Anwendungen von physikalischen Reizen wie Wärme oder Kälte ebenso in Frage wie die ganz besonders differenziert und individuell wirkenden homöopathischen Einzelmittel der klassischen Homöopathie.

Homöopathie und die häufigsten Naturheilverfahren

Die klassische Homöopathie

Die klassische Homöopathie Hahnemanns ist ein in sich geschlossenes, eigenständiges Konzept der Heilung von Kranken. Dr. Samuel Hahnemann, der Begründer der Homöopathie, beschreibt die Lebenskraft und deren Stärkung als das eigentliche, energetische Wirkprinzip, welches in der Lage ist, im kranken Organismus wieder Ordnung herzustellen. Hierzu bedarf es der bestmöglich individualisierten Auswahl einer spezifischen Arznei, die in der Lage ist, diese Lebenskraft in ihrem Wirksamwerden in Richtung Gesundheit anzuregen.

In zahlreichen Fällen reicht eine korrekt gewählte und sachgerecht dosierte homöopathische Arznei aus, um Gesundheit wiederherzustellen. In manchen Fällen kann es aber sinnvoll und auch notwendig sein, die homöopathische Behandlung vorübergehend durch andere naturheilkundliche Anwendungen zu ergänzen.

Unabhängig hiervon muss in jedem Einzelfall natürlich sehr sorgfältig abgewogen werden, ob eine schulmedizinische Therapie durch Homöopathie und/oder Naturheilverfahren ersetzt oder ergänzt werden kann.

Zu den Naturheilverfahren zählen sehr unterschiedliche Behandlungsmethoden, die wir in drei große Gruppen einteilen können:

Klassische Naturheilverfahren

- Hydrotherapie: Behandlung mit Wasseranwendungen, wie zum Beispiel Bäder, Kneippsche Anwendungen, aber auch ➡ Wickel und Packungen;
- Bewegungstherapie;
- Ernährungstherapie: bestimmte Kostformen oder auch das Heilfasten;
- Phytotherapie: Behandlung mit Extrakten aus Heilpflanzen, entweder in Form von Tee-Zubereitungen oder als Fertigarzneien aus der Apotheke;

- Ordnungstherapie: all jene Maßnahmen, die geeignet sind, unseren Lebens- und Biorhythmus zu ordnen, beispielsweise auch psychotherapeutische Begleitbehandlungen oder Entspannungsverfahren wie das Autogene Training.

Naturheilverfahren im weiteren Sinne

Hier können wir die Akupunktur als Teil der traditionell chinesischen Medizin und die ayurvedische Heilkunst einordnen. Diesen Methoden ist gemeinsam, dass hier – im Gegensatz zu den eher unspezifischen Reizen der klassischen Naturheilverfahren – sehr individuell ausgewählte und dosierte Reize zur Anwendung kommen. Im Zeitalter der Kybernetik können wir diese Methoden auch als bio-kybernetisch bezeichnen, wobei die klassische Homöopathie dank ihres großen Schatzes inzwischen bekannter Arzneien ein ungleich größeres Repertoire an unterschiedlichen Steuerungsimpulsen zur Verfügung hat und daher in der Lage ist, besonders individuell und gezielt auf den kranken Organismus einzuwirken.

Sonstige Therapiemethoden

Verfahren wie die Symbioselenkung, bei der die Darmbakterienflora beeinflusst wird.

Bei der Neuraltherapie sollen Störfelder beseitigt und Schmerzen symptomatisch behandelt werden. An dieser Stelle sei gewarnt vor einer großen Zahl von Methoden und Techniken, deren Ergebnisse weder plausibel noch reproduzierbar sind oder deren Kosten nicht in Relation zu den erwünschten Therapieeffekten stehen.

Homöopathie und Naturheilverfahren – Chancen und Gefahren ihrer Kombination

Naturheilverfahren können als wirksame Therapiemaßnahmen das Symptombild einer Krankheit beeinflussen. Das Symptomen-Muster einer Krankheit ist aber andererseits auch die Basis für eine homöopathische Mittelverordnung.

Wenn eine homöopathische Behandlung also vorgesehen ist oder bereits durchgeführt wird, so sollten die ergänzenden naturheilkundlichen Maßnahmen sehr sorgfältig ausgewählt und dosiert werden; sie sollten die homöopathische Therapie sinngemäß unterstützen, ohne gleichzeitig das Symptombild wesentlich zu verändern oder die Wirksamkeit der homöopathischen Arznei zu behindern. Die folgenden Beispiele mögen das Problem etwas verdeutlichen:

- Eine Nasennebenhöhlen-Entzündung kann mit Akupunktur günstig beeinflusst werden. Die Behandlung lindert möglicherweise die begleitenden Kopfschmerzen und führt zu Veränderungen in der Menge und Konsistenz des Nasensekretes. Damit ist das ursprüngliche Symptombild verändert, welches der Organismus als individuelle Ausdrucksform seines Krankseins hervorgebracht hat. Es kann also in der Folge schwierig oder manchmal auch unmöglich sein, das passende homöopathische Mittel für diese Sinusitis zu finden. Man sollte sich also vorher überlegen, welchen therapeutischen Weg man einschlagen will, oder anders ausgedrückt: die Kombination von Akupunktur und klassischer Homöopathie ist im Interesse einer auch längerfristig konsequent durchgeführten homöopathischen Behandlung nicht sinnvoll.
- Ein Erkältungsinfekt kann oft durch Trinken von Lindenblüten-Tee gelindert, vielleicht auch abgekürzt werden. Zur Wirkung kommt dabei der abwehrsteigernde Effekt dieser Pflanze. Andererseits hat diese Behandlung auch einen deutlich schweißtreibenden Effekt, der aus naturheilkundlicher Sicht durchaus erwünscht ist, wenn man von einer „Ausleitung von Krankheitsprodukten auf die Haut" aus-

geht. Ohne dieses Phytotherapeutikum in Teeform hätte der Organismus möglicherweise eine „trockene Hitze", also ein Fieber ohne Schweiß hervorgebracht, und dies wäre die ureigene Reaktionsform des Kranken gewesen, auf die hin unter anderem eine homöopathische Arznei zu wählen gewesen wäre. Die Kombination aus beiden Therapie-Ansätzen erschwert dem homöopathischen Arzt also die klare Identifizierung eines passenden homöopathischen Heilmittels.
- Ein Patient mit niedrigem Blutdruck, hieraus resultierendem Schwindel und Ohnmacht, nimmt eine Fertigarznei zur Herz- und Kreislaufstabilisierung. Dieses Präparat, zum Beispiel Korodin-Tropfen, enthält neben Weißdorn auch Kampfer. Beide Inhaltsstoffe tun zusammen bis zu einem gewissen Grad ihre erwünschte Wirkung, diese reicht aber vielleicht nicht aus, um den Patienten völlig beschwerdefrei zu machen. Also wendet er sich an seinen homöopathischen Arzt und erhält ein passendes homöopathisches Einzelmittel. Dieses hat jedoch gar keine Chance, seine Wirkung zu entfalten, weil es durch die gleichzeitige Zufuhr von Kampfer völlig blockiert, oder, wie die Homöopathen sagen: antidotiert wird.

Ähnliches gilt – bezogen auf andere Krankheitsbilder – bekanntlich auch für eine ganze Gruppe pflanzlicher Inhaltsstoffe, die sogenannten ätherischen Öle, die zum Beispiel in Fertigarzneien wie Tropfen oder Salben gegen Infektionen der oberen und unteren Luftwege im Handel sind.

Die Schlussfolgerungen:

- Nehmen Sie akute oder vielleicht auch immer wiederkehrende Krankheiten als Signale wahr, mit denen der Organismus Ihnen eine Botschaft über seinen tatsächlichen gesundheitlichen Zustand übermittelt!
- Nehmen Sie sich Zeit, mögliche krankmachende Ursachen in Ihrem privaten oder beruflichen Lebensumfeld zu erkennen und vielleicht auszuschalten!
- Wenn Sie schon wegen einer chronischen Erkrankung in homöopathischer Behandlung sind, dann informieren Sie bitte unbedingt Ih-

ren homöopathischen Arzt, wenn Ihr Organismus eine akute Zwischenerkrankung entwickelt! Auch diese ist Teil des Ganzen, gehört zur Symptom-Sprache Ihres Körpers und kann helfen, Ihre klassisch-homöopathische Behandlung noch effektiver zu machen!

- Erwarten Sie nicht wegen jeder kleineren Unpässlichkeit oder wegen irgendwelcher Bagatellbeschwerden sofort ein homöopathisches Mittel! Gerade hier können gut gewählte und sorgfältig dosierte Naturheilverfahren oder Diätmaßnahmen ausreichen!
- Wenn Sie sich in solchen Fällen selbst behandelt haben, die Krankheit aber trotzdem schlimmer und die Beschwerden zahlreicher geworden sind, dann informieren Sie bitte unter allen Umständen und unverzüglich Ihren homöopathischen Arzt! Teilen Sie ihm dann unbedingt auch mit, was Sie bisher schon selbst unternommen haben und wie sich Ihre ursprüngliche Symptomatik womöglich unter dieser Selbstbehandlung verändert hat!

Wenn Sie sich nicht ganz sicher sind, ob eine ergänzende naturheilkundliche Anwendung unter laufender klassisch-homöopathischer Behandlung sinnvoll oder eher störend ist, dann fragen Sie Ihren homöopathischen Arzt oder Ihre Ärztin!

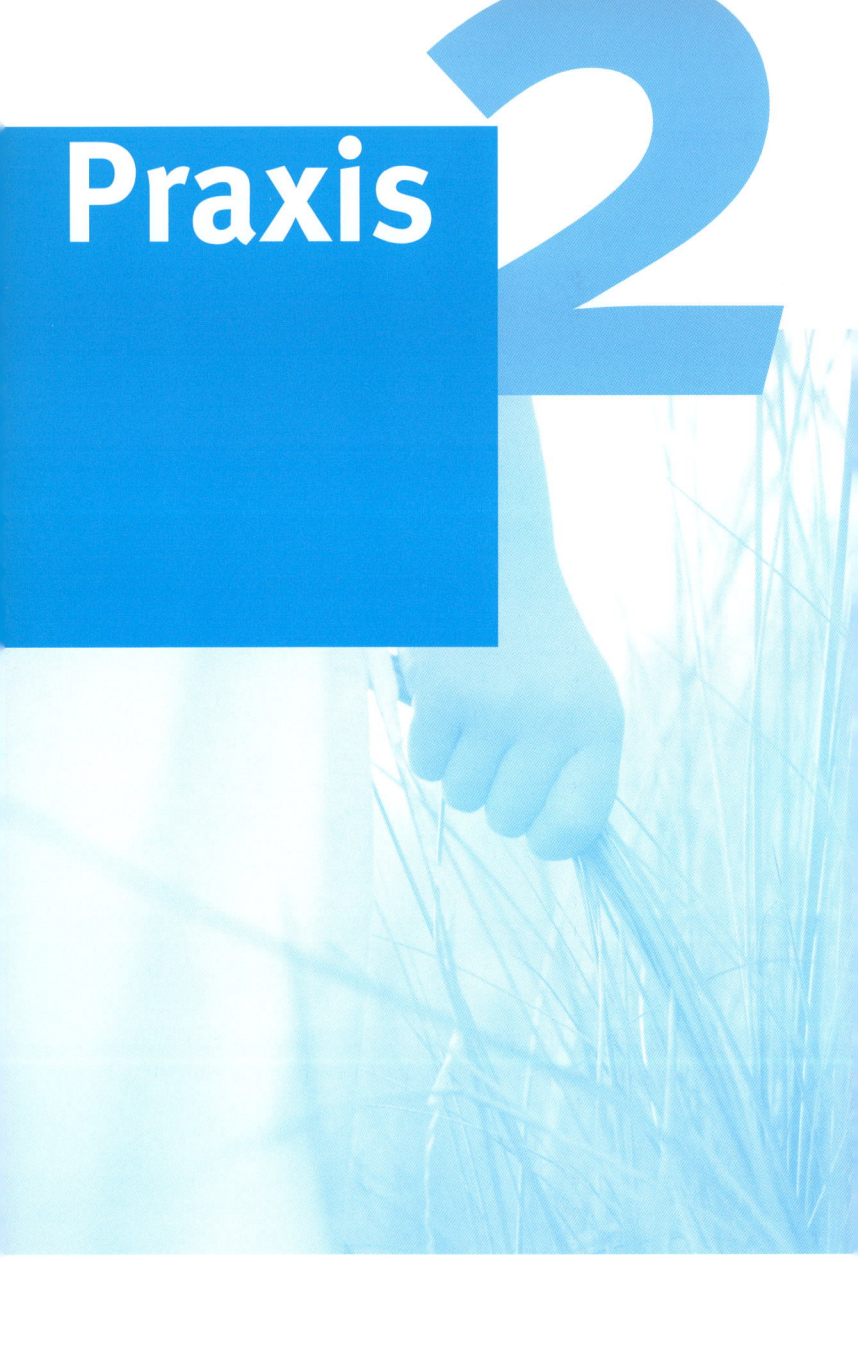

Herr Doktor,
mein Kind ist schon wieder erkältet ...

Einige Bemerkungen zu Husten, Schnupfen, Heiserkeit und Fieber

Es ist wie verhext: Da hat die Nase Ihres Kindes gerade wieder aufgehört zu laufen, der Husten hat gerade wieder aufgehört Sie morgens zu wecken, Ihr Spross hört wieder halbwegs normal, da kündigt sich mit kräftigem Niesen, mit belegter Stimme und glasigen Augen bereits der nächste Infekt an – und dabei haben Sie doch so aufgepasst, dass Ihr Kind immer nur mit Halstuch und Stirnband ... und dann noch diese sündhaft teuren Multivitaminsäfte ... vergebens.

Einer aktuellen Untersuchung zufolge durchleben Kinder im Alter zwischen 3 und 5 Jahren durchschnittlich 10 bis 12 so genannte banale Luftwegsinfekte im Jahr mit einer durchschnittlichen Dauer von 7 bis 10 Tagen. Zieht man dann noch die meist nicht betroffene Sommerzeit ab, wird klar, dass in diesem Alter ein infektfreies Kind während der Herbst- und Wintermonate eher Seltenheitswert hat. Und ganz aussichtslos scheint dann das Unterfangen, ein zweites oder gar drittes Geschwisterkind infektfrei durch die ersten Lebensjahre zu bekommen ...

Dass dieser Umstand, der viele Eltern (und impffreudige Kinderärzte) zur Verzweifelung treibt, für eben diese Geschwisterkinder eher ein Segen zu sein scheint, wird im Laufe der letzten Jahre durch eine Vielzahl von Untersuchungen zunehmend deutlich. Es ist ein schon alt bekanntes Phänomen, dass innerhalb einer Geschwisterreihe allergische Erkrankungen überzufällig häufig das (ja noch relativ infektarm aufwachsende) erste Kind betreffen – eine Tatsache, die ihre Erklärung mittels moderner immunologischer Untersuchungsverfahren wohl gerade in dieser Tatsache der fehlenden frühen Virusinfekte findet. Ein wesentlicher Teil des Immunsystems (die T-Lymphozyten, eine besondere Art weißer Blutkörperchen) erfährt offensichtlich innerhalb der ersten Lebensjahre eine entscheidende prinzipielle Prägung, die entweder in Richtung Infektabwehr oder in Richtung Allergiebereitschaft erfolgt. Damit käme diesen lästigen Husten-Schnupfen-Heiserkeits-Episoden eine wesentliche Schutzwirkung vor späteren allergischen Erkrankungen zu, ein Phänomen, das zum Beispiel für die häufigste chronische Erkrankung, das Asthma bronchiale, an dem mittlerweile fast jedes fünfte Kind mehr oder weniger stark leidet, durch eine Münchner Forschungsgruppe nachgewiesen werden konnte: Je mehr banale Luftwegsinfekte ein Kind in den ersten beiden Lebensjahren durchlebte, desto geringer war dieser Studie zufolge sein Risiko, an Asthma zu erkranken.

Und auch das bei vielen Eltern so gefürchtete Fieber ihrer Sprösslinge scheint für deren späteres Leben durchaus positive Auswirkungen zu haben: Schon zu Anfang des letzten Jahrhunderts fiel einigen Ärzten auf, dass sich in der Vorgeschichte von Krebspatienten auffallend wenig durchgemachte „klassische" Kinderkrankheiten (wie Masern, Mumps, Röteln, Windpocken) und fieberhafte Infektionskrankheiten fanden, ein Umstand, der mittlerweile durch eine Reihe von Untersuchungen bestätigt werden konnte. Auch wenn man sich hüten muss, aus einem beobachteten statistischen Zusammenhang einen ursächlichen zu konstruieren, findet sich diese Beobachtung auch in jüngster Vergangenheit in Studien zum Beispiel des Deutschen Krebsforschungszentrums in Heidelberg.

Fieber ist zunächst einmal die physiologische, richtige Reaktion des Körpers zum Beispiel auf eine virale oder bakterielle Infektion: Es zeigt das maximale Anlaufen der körpereigenen Abwehr gegen die Eindringlinge an, die Aktivierung der weißen Blutkörperchen, das Ausschütten von Gewebshormonen und Entzündungssubstanzen. Ob eine medikamentöse Fiebersenkung bei banalen Infekten der oberen Luftwege einen Einfluss auf den Verlauf des Infektes hat – etwa im Sinne einer Verlängerung durch das Unterdrücken dieser Abwehrmaßnahmen – konnte bisher nicht nachgewiesen werden. Für eine der „klassischen

Fieberkrankheiten", die Malaria, konnte allerdings gezeigt werden, dass ein Unterdrücken der Fieberschübe mit zum Beispiel Paracetamol deren Dauer erhöht.

Was aber ist mit den berüchtigten Fieberkrämpfen? Dazu muss man wissen, dass die meisten Fieberkrämpfe bei gar nicht allzu hohen Temperaturen auftreten – typischerweise im ersten Fieberanstieg eines Infektes. Die akute Änderung der Körpertemperatur scheint für die Auslösung eine größere Rolle zu spielen, als deren absolute Höhe. Daher können Fieberkrämpfe durchaus auch durch das Wiederansteigen der Körpertemperatur nach dem Wirkende eines Fieberzäpfchens ausgelöst werden. Dies kann jedoch kaum durch viel sanfter wirkende fiebersenkende ➡ Wadenwickel geschehen, da diese nicht in das hochkomplizierte und noch lange nicht vollständig verstandene Geflecht der „Entzündungschemie" des Körpers eingreifen. Darüber hinaus zeigen aktuelle Übersichtsarbeiten, dass das Risiko und die Häufigkeit eines erneuten Fieberkrampfes bei Kindern, die bereits einen solchen erlitten haben, durch die konsequente Gabe von fiebersenkenden Medikamenten – wie ja unermüdlich von Kinderkliniken und vielen Kollegen propagiert – keineswegs verringert werden kann.

All dies soll selbstverständlich nicht einem therapeutischen Nihilismus das Wort reden – wo der Husten den familiären Nachtschlaf nachhaltig stört, wo Kinder bei 40,5° Fieber nur noch apathisch im Arm des hilflosverängstigten Vaters hängen oder ein Kind vor Ohrenschmerzen verzweifelt weint, ist natürlich längst der Punkt erreicht, so schnell, so sicher, aber auch so sanft wie möglich Abhilfe zu schaffen – sei es mit den im Folgenden beschriebenen natürlichen „Hausmitteln", sei es mit klassischer Homöopathie oder sei es – wenn erforderlich – auch mit „schulmedizinischen Waffen". Die obigen Ausführungen sollen zu ein wenig mehr Gelassenheit den wirklich oft banalen Infekten unserer Kinder gegenüber ermutigen, die offensichtlich für deren Wohlergehen und Gesundheit, wenn man diese ganzheitlich zu betrachten sich bemüht, eine nicht unwesentliche Rolle spielen.

Fieber

Pflanzliche fiebersenkende Substanzen sind in erster Linie die aus der **Weidenrinde** gewonnenen Stoffe. Genau wie bei den alternativ zum Beispiel in ➡ Arzneitees verwendbaren **Mädesüßblüten** sind die wirksamen Bestandteile Vorstufen der sogenannten Salicylsäure. Bei diesen so genannten Salicinen besteht jedoch der Verdacht, dass sie – genau wie die Acetylsalicylsäure (Aspirin®) – bei Kindern in Verbindung mit Virusinfektionen in sehr seltenen Fällen das so genannte „Reye-Syndrom" auslösen können, eine lebensbedrohliche Erkrankung von Gehirn und Leber.

Aus diesem Grunde raten wir von der Verwendung dieser Stoffgruppe zumindest bei Kindern zum jetzigen Zeitpunkt und nach dem aktuellen Kenntnisstand ab.

Bei Erwachsenen sind entsprechende Präparate als Fertigarzneien (Salix® Bürger Lösung, Assalix® Dragees) eine gute Alternative zum Aspirin®, da die bei diesem gefürchteten Nebenwirkungen der Magenreizung bis hin zur Magenblutung unter den pflanzlichen Präparaten bisher nicht beobachtet wurden – allerdings fehlt der Weidenrinde auch der gerinnungshemmende Effekt der Acetylsalicylsäure.

Insgesamt ist die Fiebersenkung in der Naturheilkunde auch aus diesen Gründen mehr die Domäne der ➡ **Wickel**, die – fachgerecht angewandt – meist eine schonende und wirksame Alternative zu „Fieberzäpfchen" sind.

Schweißtreibende Wirkung entfalten vor allem ➡ Arzneitees aus **Lindenblüten** und **Holunderblüten**. Aus geschmacklichen Gründen werden sie oft mit Pfefferminzblättern kombiniert – hier muss bei gleichzeitiger homöopathischer Behandlung beachtet werden, dass Pfefferminze im Einzelfall homöopathische Arzneimittel in ihrer Wirkung abschwächen oder sogar aufheben kann. Die in der Erfahrungsheilkunde ja schon seit Jahrhunderten verankerten Schwitzkuren bei fieberhaften und/oder grippalen Infekten finden in modernen Untersuchungen ihre Bestätigung zum Beispiel durch den Nachweis hochwirksamer, antibakterieller Substanzen im Schweiß.

... der Weg zu den Globuli

Jeder weiß aus eigener Erfahrung, dass im Rahmen eines fieberhaften Infektes die subjektive Temperaturempfindung sehr unterschiedlich sein kann: oft beginnt das Fieber mit Frieren, oft folgt dann ein Hitzegefühl, oft später der Schweiß. Für die homöopathische Behandlung fieberhafter Erkrankungen ist die Differenzierung dieser verschiedenen Fieberstadien unerlässlich – die bloße Zahl auf dem Thermometer hilft hier wenig weiter. Auch wenn bei kleinen Kindern diese Empfindungen häufig noch nicht erfragt werden können, hilft hier meist die Beobachtung weiter: deckt das Kind sich zu, kuschelt es sich in die Decken oder strampelt es diese weit von sich?

- *Welches Fieberstadium (Hitze, Frost, Schweiß) liegt vor bzw. in welcher Abfolge beobachten Sie diese? Gibt es einen Tagesrhythmus der Fieberstadien?*
- *Wo beobachten Sie Hitze, Frost und Schweiß? Gleichmäßig am ganzen Körper, oder gibt es fühlbare Unterschiede in der Verteilung von Temperatur und Schweiß? Ist die Haut eher blass oder gerötet?*
- *Mag Ihr Kind das Fenster geöffnet oder eher geschlossen? Hat es viel oder wenig Durst? Auf Warmes oder Kaltes? Auf große oder kleine Mengen?*
- *Wie immer sind auch die begleitenden Symptome von großer Wichtigkeit: Ist Ihr Kind im Fieber eher ruhig, apathisch oder unruhig? Ängstlich? Nähebedürftig? Reizbar?*

Erkrankungen von Augen, Hals, Nasen, Ohren und Atemwegen

Bindehautentzündung

Zum Einsatz kommen hierbei vor allem Auszüge aus **Augentrost** und **Fenchel**, wobei beide Präparate vom Bundesamt für Arzneimittelsicherheit für die Selbstmedikation nicht empfohlen werden, vor allem aufgrund hygienischer Bedenken bei der Zubereitung. Ein Problem bei der Herstellung der Augenbäder sind darüber hinaus Schwebstoffe, die in der Regel nur unvollständig aus dem wie ein ➡ Arzneitee zubereiteten Auszug herausgefiltert werden und ihrerseits zu einer nennenswerten Bindehautreizung führen können. Empfehlenswert sind daher hier eher Apothekenzubereitungen wie

- **Euphrasia-Augentropfen** Wala®
- **Aqua foeniculi** DAC 79 und, ebenfalls als Fertigarzneimittel,
- **Salus Augenbad**®

In vielen Fällen wird ein regelmäßiges Reinigen der Augen mit klarem Wasser – die Wischrichtung ist immer von außen zur Nasenwurzel hin – und das Auftragen einer pflegenden Salbe wie Bepanthen Augensalbe® oder panthenolhaltiger Augentropfen wie Corneregel® in den unteren Bindehautsack zum raschen Abheilen ausreichen. Nach der Versorgung eines derart Erkrankten ist auf eine gründliche Händereinigung zu achten, da eine viral verursachte Bindehautentzündung hochansteckend ist.

Eine gerade bei Säuglingen und Kleinkindern gefürchtete Komplikation der Bindehautentzündung ist die Entzündung der Augenhöhle (Orbitalphlegmone). Alarmzeichen sind hier das in der Regel vorhandene Fieber, das bei der „normalen" Bindehautentzündung fehlt und die deutliche Schwellung von Ober- und Unterlid. In einem solchen Falle ist unverzüglich ärztlicher Rat einzuholen.

... der Weg zu den Globuli

- *Welches Auge ist betroffen? Das ganze Auge oder eher nur der äußere oder innere Augenwinkel? Mit Sekret? Wenn ja, welcher Farbe? Mit Schwellung des Auges? Oberlid? Unterlid? Rötung um das Auge herum?*
- *Ist der Patient lichtempfindlich? Empfindlich gegen Wind oder Zugluft?*
- *Besteht Juckreiz? Wenn ja: bessert Reiben oder verschlechtert es den Juckreiz?*

Nasenbluten

Nasenbluten ist ein im Kindesalter häufiges Phänomen – sei es anfangs als Folge der alterstypischen Stürze, später im Rahmen von Raufereien oder in jedem Alter bei Luftwegsinfekten. Tritt Nasenbluten jedoch häufiger und ohne erkennbaren Grund auf, ist eine ärztliche Abklärung unbedingt erforderlich, können sich doch im Einzelfall hinter diesem harmlosen Symptom auch einmal Grunderkrankungen wie Bluthochdruck oder akute oder chronische Störungen der Blutgerinnung verbergen.

Die erste Sofortmaßnahme ist es, das Blut nach vorne aus der Nase hinauslaufen zu lassen – also bitte nicht den Kopf in den Nacken legen lassen oder ähnliche „bewährte Prozeduren". Heruntergeschlucktes Blut gehört zu den am sichersten Erbrechen auslösenden Stoffen überhaupt! Dann sollten die Nasenflügel über längere Zeit fest zusammengedrückt werden, was die Blutung am sichersten stoppt – unterstützend kann man vorher ein mit verdünnter Hamamelislösung (Hametum®-Extrakt) getränktes Stofftaschentuch als Tamponade in das betroffene Nasenloch einführen und einen Eisbeutel in den Nacken legen. Mit diesen Maßnahmen sollte spätestens nach zehnminütiger Kompression die Blutung stehen, sonst muss ärztlicher Rat eingeholt werden.

... der Weg zu den Globuli

Sporadisches Nasenbluten ist durch die oben genannten Maßnahmen schneller und effektiver zu stoppen, als durch eine Globulisuche in der Akutsituation. Tritt es jedoch häufiger auf, kann diese Anfälligkeit – nach Abklärung der oben genannten Punkte – homöopathisch gut behandelt werden.

- *Welches Nasenloch blutet? Wann tritt dies auf? Morgens/mittags/abends/nachts/im Schlaf? Gibt es eine auslösende Ursache? Gibt es eine Abhängigkeit von sonstigen äußeren Faktoren wie etwa Wetter, trockene Luft oder körperliche Anstrengung?*
- *Hellrotes Blut? Dunkelrotes Blut? Blutgerinnsel?*

Ohrenschmerzen

Fast 90 Prozent aller Kinder durchleben bis zum dritten Lebensjahr einmal eine Mittelohrentzündung, fast die Hälfte von ihnen hat in dem Alter schon drei oder mehr Episoden erlebt. Die routinemäßige Verordnung von Antibiotika in diesem Fall durch Kinder- und HNO-Ärzte lässt sich durch wissenschaftliche Studien nicht begründen – innerhalb von 24 Stunden sind 60 Prozent der Kinder schmerzfrei – ob mit oder ohne Antibiotikum. Auch die Komplikationsrate wird aktuellen Untersuchungen zufolge durch eine antibiotische Therapie nicht vermindert – das gilt sowohl für akute Komplikationen wie die gefürchtete Mastoiditis – ein Ausbreiten der Entzündung auf angrenzende Knochenbereiche – als auch für mittelfristige Komplikationen wie Hörprobleme nach einer Mittelohrentzündung.

Symptomatisch lässt sich bei behinderter Nasenatmung der Druck im Mittelohr mit ➡ physiologischer Kochsalzlösung als Nasenspray (Rhinomer®, Mar plus®) genauso effektiv senken wie mit abschwellenden Nasentropfen (Otriven®, Nasivin® …).

Phytotherapeutisch hilft ein ➡ **Zwiebelwickel**, je nach Empfinden des Kindes warm oder kalt aufgelegt, hervorragend. Die geschnittene Zwiebel sondert eine Vielzahl keimhemmender Substanzen ab, die sich als hochwirksam bei Mittelohrentzündung bewährt haben.

... der Weg zu den Globuli

- *Welches Ohr ist betroffen? Gab es einen aktuellen Auslöser wie kalten Wind, kaltes Baden, nasse Füße? Wann begannen die Beschwerden?*
- *Was für ein Schmerz ist es: Drückend? Nach innen? Nach außen? Stechend? Pochend? Brennend?*
- *Was bessert und was verschlechtert die Beschwerden: Stirnband? Kalter oder warmer Wickel? Handauflegen auf das schmerzende Ohr? Liegen auf dem schmerzenden Ohr? Schlucken? Husten? Naseschnäuzen?*
- *Was begleitet die Beschwerden? Schnupfen? Husten? Schweiß? Fieber? Frost? Durst? Durstlosigkeit?*
- *Wie verhält sich das Kind bei den Schmerzen? Ruhig? Apathisch? Unruhig? Jämmerlich? Ängstlich? Weinerlich? Wütend? Will es Nähe? Will es seine Ruhe?*

Entzündungen der Mund- und Rachenschleimhaut

Bei Entzündungen der Mund- und Rachenschleimhaut bewährt sind Zubereitungen aus **Salbeiblättern oder Kamillenblüten.** In allen Fällen sollte mit der Zubereitung als ➡ Arzneitee nach Abkühlen mehrmals am Tag gegurgelt werden. Wie immer gilt hier bei der Kamille, dass standardisierte, alkoholische Extrakte wie Kamillosan® oder Kamille STADA®-Lösung einen wesentlich höheren Wirkstoffgehalt aufweisen und daher dem bloßen Kamillentee vorzuziehen sind. Beim Salbei kommen als Fertigpräparate Salus Salbei Tropfen® in Frage, bei größeren Kindern auch Salbeibonbons, wobei dann die ja gerade bei diesen Erkrankungen oft schwierige Zahnpflege wegen des Zuckergehaltes besonders wichtig ist. Auch Mundspülungen mit **Myrrhentinktur** (20 – 30 Tropfen auf ein Glas Wasser, entweder als Myrrhentinktur DAB oder als Inspirol-P forte Lösung®) wirken bei diesen Erkrankungen desinfizierend und schleimhautgerbend.

Herpesinfektion, Mundfäule und Fieberbläschen

Hier kommen zum Trinken, Gurgeln (soweit schon möglich) oder Pinseln der Mundhöhle entzündungshemmende ➡ Teezubereitungen oder besser Zubereitungen aus den entsprechenden alkoholischen Pflanzenextrakten von **Kamille**, **Schafgarbe** und **Ringelblume** zur Anwendung. Ein sinnvoll kombiniertes Fertigpräparat ist hier zum Beispiel Kamillan®-plus Lösung, die Kamille und Schafgarbe enthält.

Der **Melisse** werden zusätzlich virushemmende Eigenschaften zugeschrieben, hier empfiehlt sich bei Lippenbläschen die Anwendung standardisierter Präparate wie zum Beispiel Lomaherpan-Salbe® – diese wies in einer Untersuchung im direkten Vergleich zu einem chemischen virushemmenden Mittel (zum Beispiel Acyclovir) eine mindestens gleich gute Wirksamkeit auf – bei Fehlen der großen Risiken, die eine unkritische Verwendung dieser Medikamente mit sich bringt.

Mundsoor bei Säuglingen

Diese bei Säuglingen relativ häufige Erkrankung kann phytotherapeutisch in vielen Fällen mit dem Auftragen von **Myrrhentinktur** (s. o.) auf die betroffenen Mundschleimhautareale mittels eines Wattestäbchens ausreichend behandelt werden. Es empfiehlt sich, die Tinktur im Verhältnis 1:1 oder 1:2 mit einem aus einem standardisierten Extrakt (s. o.) hergestellten Kamillentee zu verdünnen. Die **Kamille** selbst besitzt auch bei dieser Erkrankung eine hervorragende, nachgewiesene Wirksamkeit.

... der Weg zu den Globuli

- *Wo finden sich die Läsionen? Lippen? Oberlippe? Unterlippe? Rechts? Links? Zunge? Wangentaschen? Zahnfleisch?*
- *Wie sehen sie aus? Flächig weiß? Geschwürig? Rot? Gelb? Bläschen?*
- *Sind sie schmerzhaft? Wann? Trinken? Essen? Warmes? Kaltes?*
- *Begleitet von Mundgeruch? Speichelfluss? Fieber? Durst? Durstlosigkeit?*
- *Wie verhält sich das Kind bei den Schmerzen? Ruhig? Apathisch? Unruhig? Jämmerlich? Ängstlich? Weinerlich? Wütend? Will es Nähe? Will es seine Ruhe?*

Husten, Schnupfen und Heiserkeit

Die sehr beliebte **äußerliche Anwendung ätherischer Öle** in Form von Salben, Tropfen oder „Erkältungsbalsam" ist bei Kindern aus verschiedenen Gründen problematisch: Als wichtigstes Gegenargument ist hier der so genannte Kratschmer-Reflex zu nennen, der bei Säuglingen als Reaktion auf **menthol- oder kampferhaltige** Zubereitungen zu **Atemstillstand** bis hin zum Erstickungstod führen kann – besonders gefährlich ist hier die Anwendung im Gesichtsbereich. Speziell für Kinder angebotene Fertigpräparate sind mittlerweile überwiegend mentholfrei.

Beim Auftragen entsprechender Arzneimittel auf die Säuglings- und Kleinkindeshaut werden immer wieder deutliche Hautreizung und -rötung beobachtet, so dass diese Form der Anwendung zumindest bei hautempfindlichen Kindern problematisch ist.

Die große Oberfläche der Lunge, über die die dann eingeatmeten ätherischen Öle einwirken, birgt bei diesen ja potenziell allergieauslösenden Substanzen ein nicht unerhebliches **Allergierisiko**.

Auch von Heißwasserinhalationen mit ätherischen Ölen wie zum Beispiel Kamillendampfbäder bei Nasennebenhöhlenentzündung oder Bronchitis ist aufgrund der erheblichen Verbrühungsgefahr im Kindesalter dringend abzuraten. Für Erwachsene stellen sie jedoch eine der effektivsten Maßnahmen zur Behandlung eines Schnupfens oder sogar einer Nasennebenhöhlenentzündung dar.

Zusammenfassend ist unseres Erachtens die äußerliche Verabreichung ätherischer Öle im Kindesalter nicht zu empfehlen, und auch im Erwachsenenalter bleibt zu beachten, dass menthol- oder kampferhaltige Externa im Einzelfall die Wirkung homöopathischer Arzneimittel abschwächen oder aufheben können.

Das Freihalten der Nasenatmung bei **Schnupfen** ist gerade im Säuglings- und Kleinkindesalter von überragender Wichtigkeit, weil Säuglinge „Nasenatmer" sind und zum Beispiel das Stillen oder auch das Trinken aus der Flasche bei behinderter Nasenatmung ausgesprochen erschwert ist.

Bei gestillten **Säuglingen** ist das optimale „Medikament" bei Schnupfen die **Muttermilch**, von der – mit der Hand aus der Brust ausgestrichen – mehrmals am Tag mittels einer Pipette oder Einwegspritze 1 – 2 Tropfen in jedes Nasenloch getropft werden. Ist viel zähes Sekret vorhanden, kann dies nach dem Aufweichen mit Muttermilch unter Verwendung eines „Nasensaugers" vorsichtig aus der Nase entfernt werden.

Bei **Kleinkindern** oder nicht gestillten Säuglingen gelingt die Verflüssigung des Nasensekrets am besten mit einer ➡ **physiologischen Kochsalzlösung**, die ebenfalls mittels Pipette oder Spritze – tropfenweise angewendet wird. Neben der selbst hergestellten Lösung kann man mittlerweile auch auf eine große Zahl entsprechender Fertigarzneimittel (zum Beispiel Rhinomer®, Mar plus®, ...) zurückgreifen. Ist – zum Beispiel während der Heizperiode – die Raumluft sehr trocken, kommt es oft zur Bildung zäher Krusten in der Kindernase – hier wirkt eine milde pflegende Salbe (zum Beispiel Bepanthen®-Nasensalbe), die zusätzlich zum Salznasenspray mehrmals täglich vorsichtig in die Nasenlöcher eingebracht wird, oft wahre Wunder.

Ab dem **Schulkindesalter** können viele Kinder dann auf die auch für Erwachsene hocheffektive Nasenspülung als Mittel der Schnupfenbehandlung und -vorbeugung zurückgreifen. Mittels geeigneter Spülbehälter (im Kindesalter aus praktischen Gründen eher aus Kunststoff – zum Beispiel Rhinocare® – als aus Keramik) wird die Nase mehrmals am Tag mit ➡ physiologischer Kochsalzlösung gespült. Mit etwas Übung gelingt dies vielen Kindern ab dem Alter von sieben oder acht Jahren in der Regel schon gut, das beim Spülen wichtige Unterdrücken des Schluckreizes ist ihnen dann schon gut zu vermitteln. Mittlerweile ist die Wirksamkeit regelmäßigen Nasenspülens für die Vorbeugung von Infekten der oberen Luftwege in Studien gut belegt.

Natürlich kann man sich auch bei einer Nasenschleimhautentzündung, die entzündungshemmende Wirkung der **Kamille** zunutze machen, zum Beispiel in Form kamillenhaltiger Nasensprays (Kamillan supra Nasenspray®, Kamillosan Ocean®) oder auch als Zusatz von Kamillenextrakten bei der Nasenspülung.

Sollte sich aus dem banalen Schnupfen jedoch eine akute **Nasennebenhöhlenentzündung** (**Sinusitis**) entwickeln, empfiehlt sich die zusätzliche Gabe pflanzlicher schleimlösender und entzündungshemmender Kombinationpräparate wie zum Beispiel Sinupret®-Tropfen (enthalten Ampferkraut, Eisenkraut, Enzianwurzel, Holunderblüten und Schlüsselblumen).

Auch Zubereitungen aus **Pelargonium**, enthalten in Umckaloabo®-Tropfen, haben sich bei Sinusitis und sonstigen Infekten der oberen Luftwege bis hin zur Bronchitis sowohl zur Prophylaxe als auch zur Therapie als wirksam erwiesen.

Hier finden bei älteren Kindern und Erwachsenen auch Substanzen wie das **Cineol** Anwendung, ein hochwirksam keimhemmendes ätherisches Öl, das zum Beispiel in Kampfer oder Eucalyptusblättern enthalten ist. Es ist in Fertigarzneimitteln wie Soledum®- oder Gelomyrtol®-Kapseln enthalten und konnte seine Wirksamkeit bei akuter Sinusitis oder auch

Bronchitis gerade in Studien der jüngsten Zeit eindrucksvoll unter Beweis stellen. Achtung: Allerdings ist bei gleichzeitiger homöopathischer Behandlung zu beachten, dass die ätherischen Öle im Einzelfall die Wirksamkeit homöopathischer Arzneimittel beeinträchtigen oder gar aufheben können.

Heuschnupfen

Ist die grundlegende Behandlung und eventuelle Ausheilung so tief wurzelnder Erkrankungen wie der allergischen Rhinitis ganzheitlichen Therapieverfahren wie der klassischen Homöopathie vorbehalten, so konnte in aktuellen Untersuchungen nachgewiesen werden, dass die Linderung der akuten Beschwerden auch mit pflanzlichen Präparaten aus **Pestwurz** (Petadolex®-Kapseln) möglich ist. Diese wirken genauso gut wie die hier sonst eingesetzten schulmedizinischen Medikamente wie zum Beispiel Zyrtec® – bei gleichzeitigen Fehlen der für diese Substanzen typischen Nebenwirkungen wie etwa Müdigkeit. Neueren Untersuchungen zufolge kann es unter Pestwurzpräparaten in seltenen Einzelfällen jedoch zu schweren Lebererkrankungen kommen, so dass unseres Erachtens der klassisch-homöopathische Therapie saisonalallergischer Erkrankungen zweifellos der Vorzug zu geben ist.

Husten

Husten ist einer der häufigsten Gründe für Eltern, den Kinderarzt aufzusuchen – dies ist in vielen Fällen auch sinnvoll, können sich doch hinter diesem alltäglichen Symptom so verschiedene Krankheitsbilder wie banale Luftwegsinfekte oder der so genannte Pseudokrupp, eine obstruktive („spastische") Bronchitis oder eine Lungenentzündung, ein eingeatmeter Fremdkörper oder eine Allergie verbergen. Alarmzeichen bei Husten, die eine umgehende ärztliche Abklärung erfordern, sind zum Beispiel:
- Husten mit Fieber bei Kindern im ersten Lebensjahr
- Husten mit hohem oder anhaltenden Fieber bei Kindern jeden Alters

- Husten mit Atemnot oder stark beschleunigter Atmung
- Husten mit „Nasenflügeln", d. h. dem Blähen der Nasenlöcher beim Atmen
- plötzlich beim Spielen auftretender Husten bei kleinen Kindern (Fremdkörper eingeatmet?)
- Husten in Verbindung mit starkem Speichelfluss
- jeder Husten, der länger als eine Woche anhält

Eine gute Nachricht für hustengeplagte Kinder ist die Tatsache, dass, da die für „süß" zuständigen Geschmacksknospen der Zunge über das vegetative Nervensystem schleimlösend wirken, ➡ **Hustentees immer gesüßt** getrunken werden sollten.

Viele der pflanzlichen Hustenmedikamente wie efeu- oder thymianhaltige Hustensäfte, cineolhaltige Präparate wie Gelomyrtol® oder Soledum®-Kapseln oder Kombinationspräparate wie Sinupret® und Bronchipret® haben in den letzten Jahren in gut gemachten wissenschaftlichen Studien immer wieder unter Beweis stellen können, dass sie schulmedizinisch-chemischen Alternativpräparaten wie Bromhexin, Ambroxol, N-Acetylcystein (ACC) oder sogar Antibiotica in der Behandlung von Infekten der oberen Luftwege von der Wirkung her in der Regel überlegen sind – bei jeweils wesentlich geringeren Nebenwirkungen.

Bei der naturheilkundlichen Behandlung eines jeden Hustens muss unterschieden werden, ob es sich eher um einen trockenen Reizhusten oder einen „feuchten" Husten mit dann in der Regel zähflüssigem Schleim handelt.

„Trockener" Husten

Die beim **trockenen Husten** zur Anwendung kommenden Pflanzenheilmittel wirken nicht wie viele der „schulmedizinischen" Hustenmedikamente durch eine Dämpfung des Hustenzentrums im Gehirn selbst, sondern in der Regel über Schleimstoffe, die die gereizte Schleimhaut der Atemwege gleichsam mit einer Art Schutzschicht überziehen und

damit das Entstehen des Hustenreizes in den Luftwegen verhindern oder vermindern. Zur Anwendung kommen hier vor allem das
- **Spitzwegerichkraut**,
- die **Eibischwurzel**,
- das **Isländische Moos**
- **Anis**
- **Malvenblüten und -blätter** und die
- **Wollblumen- bzw. Königskerzenblüten**.

Spitzwegerichkraut wird vor allem als ➡ Arzneitee, als Frischpflanzenpresssaft oder als Sirup angewendet, wogegen die **Eibischwurzel** vor allem als Sirup Eingang in die Kinderheilkunde gefunden hat. Kinder erhalten hiervon mehrmals am Tag je nach Alter Einzelgaben zwischen 1 Tee- und 2 Esslöffel – entweder als Eibischsirup DAB oder als Fertigarzneimittel (zum Beispiel Phytohustil-Hustenreizstiller-Sirup® oder als Biotuss N-Hustensaft® kombiniert mit Thymian und Sonnentaukraut). Wässrige Auszüge wie ➡ Arzneitees aus **Isländisch Moos** haben neben der hustenreizstillenden auch eine appetitanregende Wirkung, eine für die Anwendung bei kranken Kindern ja sicherlich nicht unangenehme „Nebenwirkung". **Anis** wirkt an den Atemwegen schleimlösend, sei es als ➡ Arzneitee aus den frisch angestoßenen Samen (1 Teelöffel/Tasse) oder als (wirksameres) Anisöl, von dem über den Tag verteilt ca. 12 Tropfen in Tee eingenommen werden sollen. Auch **Malvenblüten** und **Wollblumen** (je 1 Esslöffel/200 ml) werden in der Regel als ➡ Arzneitee zubereitet.

Keuchhusten

Eine gewisse Sonderrolle bei trockenen Reizhusten kommt dem **Keuchhusten** zu – auch hier können, da eine wirksame schulmedizinische Behandlung der quälenden Hustenattacken selbst nicht möglich ist, pflanzliche Arzneien eine wichtige unterstützende Funktion haben. In Frage kommen hierbei vor allem Zubereitungen aus **Efeublättern** und aus **Sonnentaukraut**, oft kombiniert mit **Thymian**, dem außer der hustenreizstillenden auch eine geschmacksverbessernde Funktion in Arzneigemischen zukommt. Bewährt sind Fertigarzneimittel wie Prospan®, Thymipin®, Biotuss N® oder Pertussin® sowie alkoholische Auszüge aus Thymian (Flüssiger Thymianextrakt DAB 10), als ➡ Hustentropfen oder fixe Mischungen als ➡ Hustentees.

Das Kombinationspräparat Bronchipret®, das als Tropfen oder Saft aus Efeublättern und Thymiankraut zusammengesetzt ist, wirkt außer beim Keuchhusten auch bei sonst krampfartigem Husten ganz hervorragend und zeigt sich chemischen Schleimlösern in aktuellen Untersuchungen überlegen.

„Pseudokrupp"

Beim Pseudokrupp kommt es bei Kleinkindern im Rahmen eines „banalen Luftwegsinfektes" meist nachts zu einer Verengung im Kehlkopfbereich und den daraus resultierenden typischen Symptomen des trockenen, **bellenden Hustens** verbunden mit zunehmend **erschwerter, pfeifender Einatmung**.

Pseudokrupp ist ein potenziell lebensbedrohliches Krankheitsbild, das bei zunehmender Schwere der Atemnot eine gezielte ärztliche Therapie unabdingbar macht. In vielen leichteren Fällen sind jedoch unterstützende Maßnahmen ausreichend.

Auch wenn es Ihnen schwer fällt: die entscheidende Behandlung lautet zunächst einmal **Ruhe bewahren!** Jede Ängstlichkeit, die Sie zeigen, überträgt sich auf Ihr – wegen der Luftnot oft ohnehin schon ängstliches – Kind und verschlechtert dessen Atemsituation. Hilfreich ist darüber hinaus meist folgendes Vorgehen:

- **Körperliche Nähe** – nehmen Sie Ihr Kind, wenn es das möchte, ruhig auf den Arm!
- **Kühle frische (Nacht)-Luft** – gemeinsames Stehen am offenen Fenster oder auf Balkon oder Terrasse hilft oft schon ausreichend, sonst lohnt ein Versuch mit:

- **Feucht-kalter Luft** – im Badezimmer die Dusche erst heiß, dann kalt laufen lassen, dieser feucht-kalte Nebel beruhigt die Atemwege ebenso wie im Kinderzimmer aufgehängte feuchte Handtücher.
- Soweit möglich, fordern Sie Ihr Kind auf, **durch die Nase einzuatmen**, idealerweise mit bei geschlossenen Lippen leicht gesenktem Unterkiefer („wie beim Gähnen").
- Auch die „**Kontaktatmung**" beruhigt das Kind und verbessert die Atemsituation: legen Sie dazu Ihre Hand auf den oberen vorderen Brustkorb Ihres Kindes. Unterstützen Sie jetzt die Einatembewegung durch einen leichten Druck in Richtung Kopf, die Ausatembewegung durch einen leichten Druck in Richtung Bauchnabel.

Kommt es unter all diesen Maßnahmen jedoch zu einer weiteren Verschlechterung der Atemsituation, nehmen Sie bitte unverzüglich Kontakt mit dem betreuenden (Not-)Arzt oder der betreuenden (Not-)Ärztin auf!

„Feuchter" Husten

Bei Husten hingegen, der mit **zähflüssigem Schleim** einhergeht, finden Arzneipflanzen Anwendung, deren Inhaltsstoffe vor allem Schleim verflüssigend (sekretolytisch) oder den Schleimtransport fördernd (sekretomotorisch) wirken. Hier sind vor allem

- die **Süßholzwurzel**,
- **Efeublätter**,
- **Primelwurzeln und -blüten** und schließlich auch
- die **Brechwurzel** zu nennen.

Sie finden Anwendung zum Beispiel als Mischung in ➡ Hustentees oder – besonders bei Kindern bewährt – als ➡ Hustensaft. Bei **Efeublättern** sind standardisierte Fertigpräparate wie Prospan® oder Hedelix® vorzuziehen, da es sonst leicht zu Überdosierungen bestimmter Inhaltsstoffe kommen kann. **Primelblüten** werden vor allem als ➡ Arzneitee, die **Primelwurzeln** in erster Linie in standardisierten Hustensäften wie Sinuforton® (kombiniert mit Thymian) oder auch in Sinupret-

Tropfen® verwendet. Die Dosierung ist auch bei Verwendung der stark schleimlösenden **Brechwurzel** unbedingt zu beachten, da hier eine zu hohe Dosis zu starkem und anhaltendem Erbrechen führen kann. Bei Verwendung einer standardisierten Tinktur (Brechwurzeltinktur DAB 10, Einzeldosis je nach Alter der Kinder 10 – 30 Tropfen in Milch oder Tee) oder eines ➡ Brechwurzelsirups und Einhalten der Einzeldosis besteht diese Gefahr jedoch nicht – Tees aus Brechwurzel verbieten sich von daher aber vor allem in der Kinderheilkunde.

Das pflanzliche Kombinationspräparat Sinupret® (enthält Ampferkraut, Eisenkraut, Enzianwurzel, Holunderblüten und Schlüsselblumen) hat sich allgemein bei Infekten der oberen Luftwege, von der Nasennebenhöhlenentzündung bis zur Bronchitis hervorragend bewährt und seine Wirkung in wissenschaftlichen Untersuchungen immer wieder bestätigen können.

Auch Zubereitungen aus **Pelargonium**, enthalten in Umckaloabo®-Tropfen, haben sich bei Infekten der oberen Luftwege bis hin zur Bronchitis sowohl zur Prophylaxe als auch zur Therapie als wirksam erwiesen.

Auch die cineolhaltigen Arzneimittel Gelomyrtol® und Soledum-Kapseln® sind bei allen Infektionen des oberen Atemtraktes einschließlich der obstruktiven (so genannten „spastischen") Bronchitis nachgewiesenermaßen wirksam – bei ihnen ist allerdings zu beachten, dass Cineol die Wirkung homöopathischer Arzneimittel im Einzelfall beeinträchtigen oder gar aufheben kann.

... der Weg zu den Globuli

- *Trockener Husten? Feuchter, schleimiger Husten? Beachten Sie bitte, dass gerade kleine Kinder vorhandenen Schleim noch nicht hochbringen und ausspucken können – er wird regelmäßig geschluckt (was harmlos ist). Daher spricht fehlender Auswurf bei Kindern nicht gegen den Eindruck eines schleimigen Hustens!*

- *Wann kommt der Husten?*
- *Was löst ihn aus oder verschlimmert ihn? Zimmerluft? Frische Luft? Kalte Luft? Temperaturwechsel? Körperliche Anstrengung? Essen? Trinken? Eine bestimmte Körperhaltung oder -lage? Gemütsbewegungen wie Ärger?*
- *Was beobachten Sie beim Husten? Gesichtsröte? Gesichtsblässe oder -bläue? Gesichtsschwellung? Tränenfluss? Speichelfluss? Gesichts- oder Kopfschweiß? Zunge herausstrecken? Würgen? Erbrechen? Wenn Erbrechen, was wird erbrochen?*
- *Wie immer wichtig sind auch beim Husten die begleitenden Veränderungen bei Appetit, Durst, Stimmung ...*

Asthma

Achtung! Dieses Krankheitsbild eignet sich nicht für gutgemeinte Experimente mit Hausmitteln!

Asthma kommt in zwei verschiedenen Formen vor: allergische und/oder entzündliche Vorgänge an den Atemwegen der Lunge führen zum **Bronchialasthma**. Eine Schwäche vorwiegend der Muskulatur der rechten Herzhälfte ist die Ursache von **Herzasthma**. Grundsätzlich ist jede Form von Asthma eine schwere und unter Umständen lebensbedrohliche Erkrankung. Hieraus erklärt sich die unbedingte Notwendigkeit einer sorgfältigen **Diagnostik** sowie einer konsequenten und vor Allem **sicheren und wirkungsvollen Behandlung** in (fach-)ärztlicher Hand! Wird ein Asthma nicht konsequent behandelt, so führt dies früher oder später zu einer Folgeschädigung auch des Herzens.

Nur zur Unterstützung und Überbrückung bis zum Wirksamwerden einer gezielten schulmedizinischen oder homöopathischen Behandlung kommen einige wenige Maßnahmen in Frage:
Langsam in der Temperatur ➡ **ansteigende Armbäder** führen zu einer gewissen Krampflösung in den Atemwegen. Einen ähnlichen Effekt haben warme ➡ **Auflagen auf dem Brustkorb**, angewandt am besten am

Rücken, zum Beispiel als Moorpackungen, die zu Hause im Backofen erwärmt werden können (zum Beispiel Kytta-Thermopack®). Einen ähnlichen Effekt kann auch die ➡ **heiße Rolle** haben.

Die Phytotherapie bietet nur ein einziges Wirkprinzip an, das im Bereich der Bronchien einen ausreichenden krampflösenden Effekt hat, nämlich die **Pestwurz** (Petadolex®-Kapseln).

Mit gezielter **Atemschulung** und **Atemtherapie** hingegen lässt sich sowohl langfristig eine deutliche Verbesserung der Atemfunktionen, als auch im akuten Asthmaanfall eine Erleichterung der Beschwerden erreichen. Ziel ist dabei, die Muskulatur des Schultergürtels sowie zwischen den Rippen zu lockern.

Akut hat sich das Einnehmen des so genannten **„Kutschersitzes"** bewährt, einer entspannten Sitzhaltung auf der vorderen Hälfte einer Stuhlfläche, mit leicht gespreizten Beinen, gegebenenfalls gelockerter Kleidung und vornüber gebeugtem Oberkörper; die Unterarme liegen auf den Oberschenkeln. Bei der Atmung kommt dann die sogenannte **„Lippenbremse"** zur Anwendung, das heißt, man atmet gegen die locker auf-einander liegenden Lippen aus – hiermit werden die Atemwege auch bei der Ausatmung offen gehalten und die Sauerstoffversorgung verbessert.

Mittel- und langfristig sind zum Beispiel auch bestimmte **Yoga**-Übungen geeignet, die Atemfunktion bei Asthma zu verbessern.

... der Weg zu den Globuli

- *Hat das Bronchialasthma einen mehr oder weniger eindeutig zu datierenden Anfang? Zum Beispiel seit dieser Bronchitis oder Lungenentzündung, seit der Hautausschlag verschwunden ist oder „wegbehandelt" wurde, seit einem kummervoll erlebten Lebensereignis etc.*
- *Hat das Asthma eindeutige und immer in dieser Form wiederkehrende Modalitäten der Verbesserung oder Verschlechterung? Zum*

> Beispiel schlimmer morgens aus dem Schlaf heraus, im Herbst, bei feuchter Witterung, bei körperlicher Anstrengung, bei Angst, bei geistiger Anstrengung, beim Treppensteigen, in der Wärme oder besser im Liegen auf dem Rücken oder auf einer bestimmten Seite, im Freien, nachts, durch Trinken etc.
> - *Bestehen gleichzeitig – oder abwechselnd! – andere gesundheitliche Störungen in anderen Körperregionen? Zum Beispiel Hautausschläge, Durchfall, Kopfschmerzen etc. und haben diese Symptome dieselben oder entgegengesetzte Modalitäten der Verbesserung und Verschlimmerung?*
> - *Haben sich seit Bestehen des Asthmas bestimmte Phänomene grundsätzlich deutlich verändert? Zum Beispiel seither starkes Verlangen nach oder Abneigung gegen bestimmte Speisen, Geschmacksrichtungen oder Getränke, veränderter Durst, veränderte Empfindlichkeit gegenüber Wärme oder Kälte, verändertes Schweißverhalten tags oder nachts, veränderte emotionale Grundstimmung etc.*

Herz-Kreislauferkrankungen

Niedriger Blutdruck und Kreislaufschwäche

Glaubt man den Statistiken der Lebensversicherungsgesellschaften, so ist mit einem eher niedrigen Blutdruck (Hypotonie) eine höhere Lebenserwartung verbunden. Andererseits ist ein Absinken des Blutdruckes immer dann behandlungsbedürftig, wenn entsprechende Symptome wie Schwarzwerden vor den Augen, Konzentrationsstörungen, Sehstörungen, Kopfdruck und Kopfleere oder Zustände des drohenden oder tatsächlich auftretenden Kreislaufkollapses geklagt werden.

Wenn organisch-internistische Krankheiten als Ursachen des niedrigen Blutdruckes ausgeschlossen sind, kommen naturheilkundliche Maßnahmen zum Einsatz.

Ein Kreislauf-Training – regelmäßig und über längere Zeit konsequent durchgeführt – setzt sich aus einer ausreichenden Bewegung und Kneippschen Anwendungen zusammen. Sie bestehen aus kalten Fußbädern, Wassertreten (auch in der nur halb gefüllten Badewanne möglich; Vorsicht: rutschfeste Unterlage auf dem Wannenboden!), morgendlichem Tau-Laufen mit nackten Füßen im Garten, morgendlichen heiß-kalten Wechselduschen der unteren Extremitäten oder auch des ganzen Körpers (Wenn die Beine von der Nacht warm sind, mit der kalten Anwendung beginnen und die Prozedur auch mit der kalten Variante beenden.) oder Bürstenbädern, die in einer nur zu 1/4 mit ca. 30 Grad C kühlem Wasser gefüllten Badewanne durchgeführt werden. Dabei die Extremitäten von rechts nach links sowie Gesäß und Rücken mit einem Sisalhandschuh bis zur Hautrötung kräftig reiben und die Prozedur mit einem kalten Guss auf die entsprechenden Hautregionen abschließen.

Dem Wasser kann zu diesen Anwendungen in der Wanne auch ein Rosmarin-Badezusatz beigefügt werden. Achtung: Bitte achten Sie darauf, dass der Zusatz sonst keine zusätzlichen ätherischen Öle enthält!

Lässt sich sitzende Tätigkeit nicht umgehen, so sollte zur Förderung des venösen Blutrückflusses aus den Beinen und vor allem auch bei Patienten mit Krampfadern regelmäßig die „Muskelpumpe" der Waden oder der Beine betätigt werden, indem auch im Sitzen durch rhythmisches Anspannen und Wieder-Loslassen der Wadenmuskulatur die Zehen auf den Boden gepresst und die Fersen kräftig vom Boden hochgezogen und wieder abgesetzt werden. Auch die Gesäßmuskulatur kann in dieses Programm des Anspannens und Wieder-Locker-Lassens mit einbezogen werden.

Kreislaufstützende pflanzliche Fertigarzneien enthalten meist **Weißdorn**, aber auch **Maiglöckchen, Adoniskraut** und zum Teil den **roten Fingerhut**, als entsprechende Medikamente kommen zum Beispiel Miroton®-Tropfen oder Dragees, Crataegutt®-Tropfen oder Lacoerdin®-Dragees in Frage.

Achtung! Achten Sie bitte unbedingt darauf, dass es hier auch bewährte Präparate gibt (zum Beispiel Korodin®-Tropfen), welche Kampfer enthalten! Kampfer sollten Sie bekanntlich während einer homöopathischen Behandlung unbedingt meiden, weil diese Substanz nahezu alle homöopathischen Arzneien in ihrem Wirksamwerden blockieren kann!

Von Seiten der Ernährung sollte einerseits auf ausreichende **Kochsalzzufuhr** geachtet werden, andererseits kann zum Beispiel der **Ingwer** als Gewürzpflanze zu einer allgemeinen Kräftigung und damit indirekt zur Stabilisierung des Blutdruckes führen.

... der Weg zu den Globuli

- *Unter welchen Umständen treten Ihre Symptome auf? Zum Beispiel Lagewechsel, Aufrichten, Bücken, morgens, abends, bei Wetterwechsel, bei speziellen Wetterlagen, nach Schlafmangel, nach dem Essen, beim Stuhlgang, nach Durchfall, nach körperlicher Anstrengung, nach Schwitzen, bei bestimmten Emotionen, bei Frauen zyklusabhängig.*
- *Mit welchen Begleitsymptomen geht der niedrige Blutdruck einher? Zum Beispiel Schwindel, Konzentrationsstörungen, Blässe, Kältegefühl, Herzklopfen, Durchfall, Angst, Müdigkeit, Schwäche bestimmter Körperteile, Flimmern vor den Augen, Pelzigwerden bestimmter Körperregionen etc.*
- *Bestehen Ihre Symptome schon sehr lange? Zum Beispiel seit der Kindheit, seit der Pubertät oder sind sie später neu aufgetreten, zum Beispiel seit einer Gehirnerschütterung, seit der Schwangerschaft, seit einer schweren Krankheit, seit einem Hitzschlag, seit einem Schicksalsschlag, seit einer bestimmten allopathischen Behandlung etc.*
- *Haben sich seit Auftreten der Kreislaufsymptome noch andere Veränderungen in Ihrem Organismus eingestellt? Zum Beispiel*

ein ausgeprägtes Verlangen nach bestimmten Speisen, eine veränderte Schweißbildung, eine Störung Ihres Schlafes, eine depressive Stimmungslage, eine Reizblase, eine Schreckhaftigkeit, eine Veränderung Ihrer sexuellen Bedürfnisse etc.

Hoher Blutdruck

Hoher Blutdruck (Hypertonie) geht in vielen Fällen nahezu ohne subjektiv störende Symptome einher, im Gegenteil: Oft fühlen sich Patienten mit Bluthochdruck besonders vital und leistungsfähig. Daher wird diese Krankheit oft nur zufällig entdeckt. Unzureichend oder überhaupt nicht behandelt führt der Bluthochdruck aber zu einer schleichenden und meist irreversiblen Schädigung und Einengung der arteriellen Blutgefäße und demzufolge früher oder später zu Folgekrankheiten wie **Schlaganfall, Herzinfarkt, Herzschwäche** oder **arteriellen Durchblutungsstörungen** zum Beispiel der Beine! Wenn also erst einmal Symptome der Folgekrankheiten auftreten, ist es für eine ursächliche und womöglich heilende, homöopathische oder schulmedizinische Therapie bereits zu spät!

Gewöhnen Sie es sich also bitte an, immer wieder einmal – sozusagen stichprobenartig – in Apotheken oder bei Ihrem Arztbesuch den Blutdruck messen zu lassen!

Die Behandlung eines manifesten Bluthochdruckes gehört in jedem Falle zunächst **in die Hand eines** (schulmedizinisch und homöopathisch) **erfahrenen Arztes**! Erst wenn eine regelmäßige Beobachtung der Blutdruckwerte sowie eine 24-Stunden-Blutdruckmessung und ein Belastungs-EKG zeigen, dass Blutdruckspitzen im Alltag oder unter spezieller emotionaler oder sportlicher Belastung die Ausnahmen sind, kann unter Umständen eine rein phytotherapeutische Behandlung ausreichen, die in vielen Fällen jedoch ergänzt werden muss durch Maßnahmen zur Verbesserung der Lebensordnung (Stressabbau, Ausgleichssport, Entspannungsverfahren, Gewichtsreduktion, Atemtherapie etc.). In jedem Fall muss aber auch die blutdrucksenkende Wirksamkeit dieser Maßnahmen regelmäßig kontrolliert werden!

Die ausschließlich homöopathische Therapie des Hypertonus setzt ein besonders hohes Maß an Erfahrung seitens des auch schulmedizinisch kompetenten Homöopathen voraus.

Bitte bedenken Sie: In den Beipackzetteln der schulmedizinischen Medikamente zur Blutdrucksenkung finden sich zahlreiche mögliche Nebenwirkungen aufgeführt, die – oben erwähnten! – „Nebenwirkungen" eines unbehandelten Bluthochdruckes aber finden in keinem Beipackzettel Erwähnung! Nur Ihr gewissenhafter (homöopathischer) Arzt wird Sie darauf hinweisen und individuell beraten!

... der Weg zu den Globuli

- *Da ein hoher Blutdruck oft nur zufällig entdeckt wird, werden ihm auch keine Symptome zugeordnet. Erst wenn die Diagnose „Hypertonie" gestellt ist, können den erhöhten Werten eventuell deutliche oder weniger spektakuläre spürbare Phänomene zugeordnet werden. Zum Beispiel ein Druck im Bereich der Nasenwurzel oder der Stirn, eine leichter morgendlicher Kopfschmerz im Liegen, ein Schwindelgefühl bei geistiger Anspannung, eine Übelkeit bei körperlicher Anstrengung, ein Hitzegefühl im Kopf, ein leises Ohrgeräusch, ein Gefühl nicht mehr auf der linken Körperseite liegen oder einschlafen zu können, eine Atembeklemmung bei Aufregung oder beim Treppensteigen, eine verstärkte Reizbarkeit und Ungeduld, nächtliche Albträume etc.*
- *Oft gelingt das Auffinden einer passenden homöopathischen Arznei umso leichter, je mehr andere, kleinere oder größere Beschwerden der Patient sonst noch hat. Zum Beispiel Neigung zu Kopfschmerzen oder Migräne mit bestimmten Modalitäten des Schmerzes, Schlafstörungen mit bestimmten nächtlichen Auf-*

wachzeiten, eine Stuhlverstopfung, ein Heuschnupfen mit individuellen Symptom-Bausteinen, eine Neigung zu Magenbeschwerden bei bestimmten Nahrungsmitteln etc.
- *Im Einzelfall gelingt es, den Bluthochdruck auf eine bestimmte emotionale Grundkonstitution oder eine auffallende Lebensgeschichte zurückzuführen. Hier ist aber immer besondere Vorsicht am Platz, um nicht einem laienhaften Psychologisieren oder Interpretieren zu erliegen! Aussagen und Beobachtungen von Freunden, Eltern oder Ehepartnern können das Gesamtbild wesentlich ergänzen oder auch korrigieren!*

Hämorrhoiden

Die erweiterten und eventuell durch den Afterschließmuskel hervortretenden Venen sind lästig, von unangenehmen Lokalreaktionen begleitet, jedoch im Grunde meist ungefährlich. Allerdings muss immer dann, wenn im oder auf dem Stuhl Blut beobachtet wird, eine entsprechende **sorgfältige Diagnostik** durchgeführt werden um sicherzugehen, dass sich nicht hinter den vermeintlichen Hämorrhoiden doch ein blutender Darmpolyp oder gar ein Tumor im Enddarmbereich verbirgt!

Ist die Diagnose Hämorrhoiden gesichert, dann kommt die lokale Anwendung von Zubereitungen der **Rosskastanie** (zum Beispiel Haemorrhoidalzäpfchen® Weleda, Venostasin® N-Salbe) oder die **Virginische Zaubernuss** (Hamamelis zum Beispiel als Hametum®-Salbe oder Zäpfchen) in Frage. Letztere hat ausgeprägte antientzündliche und juckreizstillende Eigenschaften. Beide genannten Pflanzenextrakte sind in der Aescorin®-Salbe vereint.

Sitzbäder mit Zusätzen von **Eichenrindenextrakt** oder dem Fertigpräparat Tannosynt® gerben und trocknen die Haut um den After und sind daher besonders hilfreich, wenn es hier immer wieder zum Nässen und daraus resultierenden Jucken kommt. Auch Badezusätze aus **Kamille** und **Ringelblume** haben ihre lindernde und heilende Lokalwirkung.

Der Entstehung von Hämorrhoiden können Sie zumindest teilweise durch ausreichende und regelmäßige Bewegung sowie durch Förderung eines weichen Stuhlganges entgegenwirken.

... der Weg zu den Globuli

- *Wichtig ist die möglichst genaue Beschreibung der lokalen Beschwerden und des objektiven Befundes. Handelt es sich um äußere oder innerliche Hämorrhoiden, besteht Schmerz, ist der Schmerz drückend, stechend oder brennend, besteht begleitender Juckreiz, ist die Umgebung trocken oder nässend, bestehen gleichzeitig Risse an der Haut – Schleimhaut – Grenze, so genannte Fissuren etc.*
- *Wann machen sich die Beschwerden besonders bemerkbar. Zum Beispiel morgens oder abends, im Sitzen, beim Gehen, beim Stuhlgang, bei Frauen zyklusabhängig.*
- *Bestehen begleitend andere Beschwerden. Zum Beispiel Rückenschmerzen, Verstopfung, Blähungen etc.) oder sind die Hämorrhoiden im Rahmen einer Schwangerschaft aufgetreten?*

Krampfadern

Krampfadern (Varizen) sind ein Symptom der Bindegewebsschwäche, ihre unangenehmen Folgeerscheinungen werden durch viel sitzende und/oder stehende Tätigkeit verstärkt. Folgen können Entzündungen, Thrombosen, Geschwüre und Stauungserscheinungen sein.

Wichtig sind hier regelmäßige **Bewegung**, **Hochlagerung der Beine** wann immer möglich, das Tragen von **Kompressionsstrümpfen** und entsprechende **Hautpflege**.

Bei Entzündungen wenden Sie kühlende ➡ **Quarkumschläge** an. **Kalte Beinwaschungen** (zum Beispiel mit verdünnter Rosmarin-Bademilch oder mit Obstessig) abends sowie **kalte Unterschenkel- und Kniegüsse** führen zu einer besseren Tonisierung der Venenwände.

Vorsicht: keine zu warmen oder heißen äußerlichen Anwendungen oder Bäder! **Schwimmen** ist die Sportart, die am besten passt, weil der äußere Druck des Wassers kombiniert ist mit der kraftvollen Betätigung der „Muskelpumpe" der Beine, was zu einem verbesserten und beschleunigten Abfluss des venösen Blutes und damit zur Entstauung führt.

Neben den bereits im Abschnitt „Hämorrhoiden" genannten Pflanzen (**Rosskastanie, Hamamelis,** zum Beispiel im Hauttonikum® Weleda) kommt hier noch in besonderem Maß der **Steinklee** (Melilotus) als Venalot®-Dragees oder auch äußerlich als Venalot®-Liniment zum Einsatz. Der **Buchweizen** (Fagopyrum) steht uns mit seiner gefäßabdichtenden Wirkung und damit zur Behandlung von Stauungsödemen zum Beispiel als Venoruton® in Kapsel- oder Tropfenform zur Verfügung; Fagorutin® gibt es als Tee zur innerlichen und kurmäßigen Anwendung.

Zur Hautpflege eignet sich neben einem qualitativ hochwertigen Olivenöl auch der Extrakt der Ringelblume in entsprechenden Salbenzubereitungen aus der Apotheke.

… der Weg zu den Globuli

- *Da es sich bei der zugrunde liegenden Bindegewebsschwäche immer um eine tief in der Konstitution des Patienten verankerte Veranlagung handelt, müssen immer auch konstitutionelle Aspekte Berücksichtigung finden.*
- *Hinzukommende Auslöser werden immer besonders berücksichtigt, zum Beispiel Schwangerschaft.*
- *Haben die Krampfadern eine besondere Lokalisation, zum Beispiel Ober- oder Unterschenkel, einseitig oder deutlich seitenbetont?*
- *Machen sich die Varizen außer durch ihren kosmetisch störenden Aspekt noch durch andere Erscheinungen bemerkbar, wie zum Beispiel durch Juckreiz, Brennen, Stechen, umgebende Schwellung, deutliche oder wiederkehrende Entzündungsneigung?*

Erkrankungen des Magen-Darm-Traktes

„Bauchschmerzen"

Bauchschmerzen sind speziell im **Kindergarten-** und **Schulkindesalter** ein häufig beklagtes Problem, deren Ursachen von einer Überdosis Schokolade bis zur Blinddarmentzündung, von Liebeskummer oder Schulstress bis hin zu bösartigen Erkrankungen des Bauchraumes reichen können. Dementsprechend ist sowohl bei sehr akuter Symptomatik (vor allem wenn zum Beispiel Fieber oder Erbrechen auftritt) oder bei sich über lange Zeit hinziehenden Beschwerden eine ärztliche Abklärung unerlässlich. **Alarmzeichen** bei Bauchschmerzen im Kindesalter sind zum Beispiel:

- akute Bauchschmerzen, die mit Blässe und/oder Schweißausbrüchen einhergehen
- akute Bauchschmerzen, die klar an einem Punkt angegeben werden, der nicht der Bauchnabel ist
- akute Bauchschmerzen mit hohem Fieber
- Bauchschmerzen, die Kinder nachts wecken sowie die unter „Durchfall und Erbrechen" aufgeführten Alarmsymptome

Aber auch im **Erwachsenenalter** ist die **Diagnose** vor der Selbstbehandlung wichtig! Denn hinter Bauchschmerzen können sich auch hier ganz unterschiedliche und auch unterschiedlich schwere Krankheitszustände verbergen. Krankheiten, die zu meist akuten und schweren Schmerzen führen können, sind unter anderem eine Magenschleimhautentzündung (Gastritis), ein Magen- oder Zwölffingerdarmgeschwür (Ulcus), eine Bauchspeicheldrüsenentzündung (Pankreatitis), eine Gallen- oder Nierenkolik, eine Gallenblasenentzündung (Cholecystitis), ein bislang unerkannter Tumor, eine entzündliche Darmerkrankung, eine Zyste im gynäkologischen Bereich, ja selbst ein Herzinfarkt kann unter bestimmten Umständen nur als Oberbauchschmerz erscheinen. In all diesen Fällen darf bis zu einer klaren Diagnosestellung keine Zeit verstreichen, um irreversible Schäden oder gefährliche Komplikationen zu vermeiden!

In diesem Zusammenhang muss vor dem „notfallmäßigen", aber unkritischen Einsatz von Schmerzmitteln aus der Hausapotheke gewarnt werden! Diese Mittel können entweder – wie zum Beispiel im Falle des Aspirin® – ihrerseits zu Schmerzen (zum Beispiel des Magens) führen, oder aber eine erforderliche Diagnosefindung verschleiern!

Der **Allerweltsbauchschmerz** jedoch ist sowohl im Kindes- als auch im Erwachsenenalter einer auf Arzneipflanzen gestützten Behandlung in vielen Fällen gut zugänglich – teils wegen der in diesem Bereich hochwirksamen Substanzen, teils sicher auch wegen der mit der Teezubereitung und -verabreichung verbundenen Ruhe und Zuwendung. Anwendung finden vor allem ➡ Tees aus

- **Kamillenblüten**
- **Pfefferminzblättern** und
- **Melissenblättern**.

Bei den vor allem entzündungshemmenden **Kamille**zubereitungen ist aufgrund des wesentlich höheren Wirkstoffgehaltes, wie andernorts schon beschrieben, standardisierten, alkoholischen Präparaten wie Kamillosan® oder Kamille STADA® der Vorzug zu geben gegenüber oft wirkstoffarmen Kamillenteebeuteln. Geschmacklich sind letztere jedoch überlegen: bei einer Teezubereitung zum Trinken ist es daher eine gute Möglichkeit, mit einem Kamillenteebeutel (Apothekenware!) einen Tee aufzubrühen und mit dem alkoholischen Extrakt nach Beipackzettel anzureichern. Bei der Verwendung der krampflösenden **Pfefferminzblätter** ist zu beachten, dass diese im Einzelfall die Wirkung homöopathischer Arzneimittel abschwächen oder sogar aufheben können. **Melissenblätter** haben neben ihrer direkten Wirkung auf den Verdauungstrakt auch eine beruhigende und entspannende Wirkung – sie sind zum Beispiel auch bei nervösen Einschlafstörungen zu empfehlen: bei den ja oft auch psychischen Ursachen von Bauchbeschwerden ein sicher hilfreicher Nebeneffekt. Eine wohlschmeckende ➡ „Magenteemischung" nicht nur für Kinder finden Sie im Anhang. Allerdings gilt auch bei der Melisse, dass wässrige Teeaufgüsse nur einen kleinen Teil der wirksamen Stoffe enthalten. Daher sind bei Kindern Frischpflanzensäfte (Kneipp Melisse Frischpflanzensaft®), bei Erwachsenen eventuell auch alkoholische Extrakte („Melissengeiste" verschiedener Hersteller) vorzuziehen.

Bei Bauchschmerzen, die durch eine hartnäckige Verstopfung ausgelöst werden, darf mit einem **Glycerol**-haltigen Zäpfchen (Glycilax®) oder einem kleinen Einlauf (➔ physiologische Kochsalzlösung oder als Fertigpräparation Mikroklist®) für Abhilfe gesorgt werden. Begleitend sind sanfte Bauchdeckenmassagen „im Uhrzeigersinn" erlaubt.

Blähungen

Speziell bei Säuglingen und Kleinkindern stellen Blähungen oft ein großes Problem dar und sind eine der häufigsten Ursachen von Unruhezuständen und Bauchweh. Hilfreiche Pflanzen für diese Beschwerden sind vor allem

- **Anisfrüchte**
- **Fenchelfrüchte** oder **-samen**
- **Kümmelfrüchte**.

Zur Anwendung kommen hier vor allem ➔ Arzneitees aus allen drei Früchten, wobei darauf geachtet werden muss, dass die Früchte unmittelbar vor der Zubereitung im Mörser frisch angestoßen werden, damit die wirksamen ätherischen Öle in den Tee abgegeben werden. Ebenfalls zur innerlichen Anwendung vorgesehen sind die sogenannten ➔ „Kümmeltropfen", von denen dreimal am Tag 10 – 20 Tropfen in Flüssigkeit eingenommen werden können. Auch die reine Tinctura carminativa DAB 6 oder als Fertigarzneimittel das Carminativum Hetterich® können bei entsprechenden Problemen lindern.

Auch Bauchmassagen bewähren sich bei diesen Beschwerden außerordentlich, wenn sie richtig – d. h. dem Darmverlauf folgend – durchgeführt werden: in kreisenden Bewegungen beginnend im rechten Unterbauch, nach oben zum Rippenbogen, hinüber zum linken Rippenbogen und auf der linken Seite hinab bis zum linken Unterbauch. Unterstützend kann hier als Massageöl reines Kümmelöl aus der Apotheke verwendet werden.

... der Weg zu den Globuli

- *Wo schmerzt der Bauch und wie schmerzt er? Drückend? Stechend? Wellenartig? Krampfartig? Brennend?*
- *Was lindert, was verschlimmert den Schmerz? Eine bestimmte Körperlage? Beine anziehen? Ausstrecken? Wärme? Kälte? Druck? Enge Kleidung? Blähungs- oder Stuhlabgang?*
- *Was begleitet die Bauchschmerzen? Ruhe? Unruhe? Blässe? Röte? Schweiß? Hitze? Frösteln?*
- *Wie immer wichtig sind auch bei Bauchschmerzen die begleitenden Veränderungen bei Appetit, Durst, Stimmung ...*

Reisekrankheit

Bei der auch im Kindesalter nicht ganz seltenen „Reisekrankheit", d. h. also Übelkeit und Erbrechen zum Beispiel beim Autofahren hat sich der **Ingwerwurzelstock** hervorragend bewährt – sei es als ➡ Arzneitee aus einem Teelöffel Ingwer pro Tasse, sei es als Ingwertinktur (20 Tropfen auf ein Glas Wasser) oder – auf Reisen aus nahe liegenden Gründen besonders praktisch – als Fertigpräparat Zintona®-Kapseln, die vor und während der Reise eingenommen werden können. Dies hat sich in der schulmedizinischen Standardbehandlung mit Antihistaminika („Reisetabletten") als gleichwertig erwiesen.

Durchfall und Erbrechen

Auch hier gilt es, bei allem Bemühen um rasche Linderung mit „Hausmitteln" die ärztliche Abklärung nicht aus den Augen zu lassen. Beide Symptome können Hinweis auf eine ernste Grunderkrankung, wie zum Beispiel die Darmeinstülpung (Invagination) des älteren Säuglings sein und auch für sich – speziell bei kleinen Kindern durch das drohende Austrocknen – rasch zu bedrohlichen Situationen führen.

Alarmzeichen, die einer umgehenden ärztlichen Untersuchung bedürfen sind:

- starker Durchfall, vor allem in Verbindung mit Fieber bei Kindern unter 1 Jahr
- mehrfaches Erbrechen bei Kindern unter zwei Jahren
- Durchfall über mehr als 3 – 4 Tage bei Kindern jeden Alters
- blutiger Stuhlgang oder blutiges Erbrechen bei Kindern jeden Alters

Je kleiner das betroffene Kind ist, umso größer ist die Gefahr der Austrocknung und umso rascher kann diese auftreten – daher steht im Vordergrund der Behandlung Flüssigkeitszufuhr. Diese sollte – um der Gefahr des so genannten „acetonaemischen Erbrechens" vorzubeugen – idealerweise in Form von mit Traubenzucker oder Honig gesüßten Getränken erfolgen – Süßstoff hilft hier nicht! Hervorragend geeignet sowohl bei Erbrechen als auch bei Durchfall ist hier **Schwarztee** oder – noch besser – **grüner Tee** oder halbfermentierter so genannter **Oolong-Tee**. All diese Tees sollten, entsprechend dünn aufgebrüht, der Gerbstoffe wegen 10 – 15 Minuten ziehen – eine aufregende Wirkung auf das Kind ist dann nicht mehr zu erwarten. Erbricht das Kind auch getrunkene Flüssigkeit, so bekommt es von diesem Tee erst einmal nur alle 15 Minuten 1 Teelöffel voll, nach einer Stunde „erfolgreichen Löffelns" kann die Menge dann auf 1 Esslöffel gesteigert werden – erst wenn auch dies über 1 Stunde gelingt, darf wieder schluckweise getrunken werden.

Bei anhaltenden Durchfällen und/oder großen Flüssigkeitsverlusten empfiehlt sich der Einsatz spezieller Zucker/Salz-Mischungen (Oralpaedon®, Milupa GES 45® und andere) für die optimale Flüssigkeitsaufnahme im Darm.

Eine Sonderrolle spielen hier gestillte Kinder – für sie ist auch bei akuten Durchfallerkrankungen die Muttermilch die ideale „Schonkost"; es sollten dann aber vorübergehend eher mehrere kleine Stillmahlzeiten über den Tag verteilt werden.

Für den dann folgenden schrittweisen Nahrungsaufbau eignen sich hervorragend zum Beispiel zerdrückte Banane, geriebener Apfel und

Reis. Für Kinder ab dem 6. Lebensmonat ist eine ➡ **Karottensuppe**, sowohl in der akuten Durchfallphase als auch für den Nahrungsaufbau danach, ideal geeignet, sei es selbsthergestellte, sei es aus einem „Karottengläschen" verdünnte oder als Fertigpräparat (Infectodyspept®). Substanzen aus Karotten verhindern – so konnte experimentell nachgewiesen werden – die Anheftung krankmachender Erreger an die Darmschleimhaut.

Extrakte der südafrikanischen **Uzarawurzel** sind in vielen Fällen von (Brech-)Durchfällen bewährt und als Uzara Tropfen® oder Uzara Saft® als Fertigarzneimittel erhältlich – diesen sollte, wegen der genaueren Dosierbarkeit dieser auch herzwirksame Substanzen enthaltenden Pflanze, besonders bei Kindern der Vorzug gegeben werden.

Ebenfalls in einer ganzen Reihe klinischer Untersuchungen als wirksam bestätigt sind Präparationen bestimmter **Hefepilzstämme** (Perenterol®, die Dauer und Intensität von Durchfallerkrankungen deutlich abkürzen können. Für die Anwendung bei Kindern können die Kapseln dieser Präparate geöffnet und der Inhalt mit ➡ Tee oder ➡ Karottensuppe vermischt verabreicht werden.

Durchfall bei Erwachsenen

Normalerweise führen Durchfälle bei Erwachsenen nicht so rasch zu ausgeprägten und möglicherweise bedrohlichen Akutkomplikationen; dennoch ist auch hier immer eine sorgfältige Berücksichtigung der aktuellen Vorgeschichte (Nahrungsmittel wie Eiscreme oder Majonäse, Auslandsaufenthalt, Antibiotikatherapie) sowie der im Vordergrund stehenden Symptome (Fieber, Erbrechen, Bauchkrämpfe, Schwindel, Schwitzen) wichtig. Jeder länger bestehende oder nach beschwerdefreien Intervallen wiederkehrende Durchfall kann auch Ausdruck einer sich schleichend entwickelnden, zum Beispiel entzündlichen Darmerkrankung oder einer Schilddrüsenüberfunktion sein, andererseits aber auch Zeichen einer speziellen Nahrungsmittelunverträglichkeit, einer Schwäche im

Bereich der Verdauungsenzyme, einer Bauchspeicheldrüsenerkrankung oder einer Fehlbesiedelung des Darmes mit krankheitsauslösenden Bakterien oder Pilzen. Es kommt also eine recht große Palette möglicher Ursachen in Frage, welche durch sorgfältige **Diagnostik** abgeklärt werden müssen.

Erst wenn derartige gravierende Ursachen sicher ausgeschlossen sind und es sich „nur" um einen akuten Durchfall handelt, kommen die Maßnahmen zum Einsatz, die unter „Durchfall bei Kindern" bereits erwähnt wurden.

Bei starken begleitenden Blähungsbeschwerden kann auch **Luvos Heilerde**® eingenommen werden. Bewährt hat sich auch ein Kombinationspräparat, das Myrrhe, Kaffeekohle und Kamillenextrakt enthält (**Myrrhinil-Intest**®).

Wenn eine Antibiotikabehandlung unumgänglich war, dann sollte in jedem Fall die in Mitleidenschaft gezogene Darmflora anschließend wieder verbessert werden, und zwar auch dann, wenn kein Durchfall unmittelbar auftritt; hierzu eignet sich zum Beispiel Omniflora® und/oder Mutaflor® in Form von Kapseln.

... der Weg zu den Globuli

- *Entsprechend dem Abschnitt „Durchfall bei Kindern".*

Verstopfung

Diese Volkskrankheit (Obstipation) hängt eng mit unserer bewegungsarmen Lebensweise (sitzende Tätigkeiten!) sowie falschen Ernährungsformen („fast-food", Mangel an Ballaststoffen) zusammen. Logischerweise ergeben sich hieraus die erforderlichen therapeutischen Konsequenzen!

Regelmäßige **Bewegung** ist – allerdings am besten in frischer Luft und freier Natur! – durch entsprechende Angebote der Freizeitindustrie leicht gemacht. Bedenken Sie aber bitte, dass die entsprechenden Bewegungsmuster einer Sportart speziell dem Bauchraum dienen sollen. Verdauung ist ein rhythmisches Geschehen wie die **Atmung**; insofern kann eine bewusste, tiefe Bauchatmung durch das regelmäßige „Auf und Nieder" des Zwerchfelles den trägen Darm zu eigener Tätigkeit anregen. Voraussetzung hierfür ist, dass Brust- und Bauchraum sich ungehindert entfalten können; Sportarten wie Radfahren oder Kajakfahren (beides wiederum im Sitzen!) sind also weniger geeignet als Wandern, Joggen oder Schwimmen.

Der Ballaststoffgehalt der Nahrung kann problemlos erhöht werden durch regelmäßige Zugabe von **Leinsamen** oder **Flohsamen** (zum Beispiel Pascomucil®) in geschroteter Form zur Nahrung. Sie bewirken eine vermehrte Quellung und damit Volumenzunahme des Stuhles, was die Darmtätigkeit von innen anregt. Die **Marokkanische Erdmandel** steht uns zur Zubereitung eines morgendlichen Chufas-Müsli zur Verfügung. Bekannt sind als Abführmittel selbstverständlich die über Nacht eingeweichten **Trockenfrüchte** (insbesondere Pflaumen) und das **Sauerkraut**, eventuell auch der Sauerkrautsaft, täglich morgens ein Gläschen. Bei der Einnahme von **Haferkleie** ist zu beachten, dass begleitend die tägliche Trinkmenge erhöht werden muss. Einige andere Pflanzen wirken zum Teil drastisch abführend und sollten nur vorsichtig, kurzfristig und in Absprache mit Ihrem Arzt dosiert werden; dies gilt zum Beispiel für die **Sennesblätter**, die auch in einigen Abführtees enthalten sind.

Mediziner unterscheiden zwei Formen der Verstopfung: Die **spastische Form** ist gekennzeichnet durch erhöhte Spannung des Darmes, insbesondere auch des Enddarmes, der den Stuhl quasi krampfhaft festhält; diese Form spricht unter anderem auf regelmäßige **warme Sitzbäder** an. Die **atonische Form** ist dadurch charakterisiert, dass der Darm zu wenig Spannung und Bewegung aufbringt, um den Stuhl vorwärts zu transportieren: hier können **Kneippsche Anwendungen** vor allem als kalte Blitzgüsse oder **heiß-kalte Wechselduschen** die Motorik des Darmes anregen.

In besonders hartnäckigen Fällen kann auch die Kombination mehrerer dieser Präparate bzw. Anwendungen erforderlich werden.

Vorsicht: Wenn sich aus einer normalen und regelmäßigen Darmtätigkeit ohne Änderung von Diät oder Lebensführung ein Wechsel von Verstopfung und Durchfall entwickelt, so sollten Sie immer Ihren Arzt oder einen Internisten zu Rate ziehen, da sich dahinter sowohl eine eher harmlose Störung der vegetativen Steuerung des Darmes als auch ein Tumor im Enddarmbereich verbergen kann!

… der Weg zu den Globuli

- *Wie immer ist zunächst die Frage, seit wann die Störung der Verdauung besteht. Zum Beispiel seit einer Operation oder Narkose, seit einer antibiotischen Behandlung, seit einer verstärkten beruflichen oder privaten Anspannung etc.*
- *Wie macht sich die Verstopfung bemerkbar? Zum Beispiel keinerlei Stuhldrang über Tage, heftiger Stuhldrang mit uneffektivem Stuhlabgang, Verstopfung trotz eigentlich weicher Stuhlkonsistenz etc.*
- *Ist die Verstopfung mit anderen Krankheitserscheinungen kombiniert? Zum Beispiel starke Blähungsauftreibung des Bauches, kolikartige Leibschmerzen vor dem Stuhlgang, Auftreten von schmerzhaften Rissen am After durch harten Stuhlgang, Auftreten von Hämorrhoiden, Kopfschmerzen in den Verstopfungsphasen, schlechte Träume, Konzentrationsstörungen, Reizbarkeit etc.*
- *Hat der Stuhl eine beschreibbare, besondere Beschaffenheit? Zum Beispiel hart-knotig, schleimbedeckt, mit Blutauflagerungen, erst harte und anschließend weiche Portion, besonderer Stuhlgeruch, auffallende Stuhlfarbe etc.*

Reizmagen und Sodbrennen

Viele Menschen reagieren bei Stress und Anspannung mit Magenbeschwerden wie Übelkeit, Aufstoßen, Sodbrennen und auch teilweise Magenschmerzen. Hinter diesen Beschwerden können sich funktionelle Störungen ohne Schädigungen der Magenschleimhaut ebenso verbergen wie Magenschleimhautentzündungen und Magengeschwüre. Das Ausmaß der subjektiven gesundheitlichen Beeinträchtigung und deren Dauer sind maßgebend dafür, wie lange anfängliche naturheilkundliche Maßnahmen vertretbar sind und ab wann nach genauer **Diagnostik** eine konsequente homöopathische oder aber schulmedizinische Behandlung erforderlich wird.

Eine gestörte Lebensordnung mit Schlafmangel, Stress, Fehlernährung und Genuss von Alkohol, Kaffee und Nikotin sollten dazu veranlassen, diese Kavaliersdelikte selbstkritisch zu analysieren und zunächst so vollständig wie möglich einzustellen. Erst wenn unsere psychovegetativen Regulationsmechanismen die reale Chance haben, sich in einem neuen und harmonischen Gleichgewicht einzupendeln, machen weitere naturheilkundliche Maßnahmen zur Unterstützung der Heilungsbemühung des Organismus Sinn. Die Normalisierung eines ausgeglichenen **Schlaf-Wach-Rhythmus** kann mit Hilfe von **Entspannungstechniken** oder **Autogenem Training** gefördert werden. Im Sinne einer **reizarmen Magenschonkost** – verteilt auf mehrere kleine Mahlzeiten über den Tag – sollten starke Gewürze sowie fette und gebratene Speisen gemieden werden.

Der Angriff der vermehrt gebildeten Magensäure auf die Schleimhaut kann gedämpft werden durch **Weißkohl-Presssaft**, mehrmals täglich und regelmäßig über 2 – 3 Wochen. Einen ähnlich günstigen Effekt hat roher **Kartoffel-Presssaft**, jeweils vor den Mahlzeiten getrunken. Altbewährt ist der bekannte **Leinsamen-„Schleim"**, der folgendermaßen hergestellt wird: 3 – 4 Esslöffel grob geschrotete Leinsamen werden abends in einem großen Glas oder Krug warmen Wassers angesetzt. Über Nacht quellen die Schleimstoffe und gehen in das Wasser über. Am nächsten

Morgen trennt man den im Wasser gelösten Schleim vom Rest der übrigen Leinsamen, indem man den ganzen Inhalt des Glases durch ein Sieb laufen lässt. Die Flüssigkeit wird zimmerwarm schluckweise über den Tag verteilt getrunken.

Als Tee-Drogen kommen in erster Linie **Melissenblätter** (krampflindernd), **Kamille** (entzündungswidrig) und **Fenchel** (entblähend) zur Anwendung.

... der Weg zu den Globuli
- *Seit wann bestehen die Beschwerden und wodurch wurden sie vermutlich ausgelöst? Zum Beispiel seit dem kalten Bier, seit der letzten Nachtschicht, seit dem letzten großen Ärger mit dem Chef, durch die Anspannung im Rahmen der Prüfungsvorbereitungen, seit der USA-Reise mit Jetlag etc.*
- *Wie ist der Magenschmerz? Zum Beispiel dumpf-drückend, kolikartig-krampfend, stechend, wie glühende Kohlen etc.*
- *Wodurch werden die Beschwerden besser oder schlechter? Zum Beispiel besser durch festen Druck auf den Bauch, schlimmer in Rechtsseitenlage, besser nach Trinken von warmer Milch, schlimmer nachts, besser nach Stuhlgang etc.*
- *Welche Symptome an anderen Organen bestehen eventuell zeitgleich? Zum Beispiel wässriger Durchfall, Frösteln bei den Magenschmerzen, Nachtschweiß, stechende Schläfenkopfschmerzen etc.*
- *Gibt es auffällige emotionale Veränderungen? Zum Beispiel ängstliche innere Unruhe, innere Gehetztheit, Reizbarkeit wegen Kleinigkeiten, Durchschlafstörung mit Erwachen immer zu ganz bestimmten Nachtzeiten etc.*

Erkrankungen von Blase und Harnwegen

Harnwegsinfektion

Die mit einer Harnwegsinfektion einhergehenden Beschwerden bei älteren Kindern und Erwachsenen sind allgemein bekannt:
- häufiger Harndrang mit häufigem Wasserlassen, wobei oft nur geringe Mengen entleert werden können
- Schmerzen vor, bei und nach dem Wasserlassen
- Druckgefühl im Unterbauch

Bei Säuglingen oder Kleinkindern sind diese Zeichen naturgemäß nicht zu beobachten, hier sind mögliche Alarmzeichen, die auf einen solchen Infekt hinweisen können:
- Unruhezustände mit anfallsweisem (Schmerz-)Schreien
- verminderte Urinmenge in der Windel
- auffallender Uringeruch bzw. auffallende Urinfarbe
- Weigerung der Kinder zu trinken, um das Wasserlassen zu vermeiden.

Anzeichen für das Aufsteigen der Infektion aus der Blase in Richtung der Nieren können im Zusammenhang mit den oben genannten Symptomen sein:
- Fieber
- Übelkeit, Erbrechen
- Rückenschmerzen, Schmerzen in der Nierengegend.

Vor jeder Selbstbehandlung in einem solchen Falle muss immer die Klärung der Frage stehen, ob es sich um einen Harnwegsinfekt handelt – dies ist nach Rücksprache mit Ihrer Ärztin oder Ihrem Arzt unter Umständen auch zu Hause mit einem Urinteststreifen wie Combur5® aus der Apotheke möglich – und wenn ja, welche Erreger verantwortlich sind – dies ist nur in einer ärztlichen Praxis möglich und unabdingbare Vorraussetzung jeder unterstützend naturheilkundlichen Behandlung. Die Diagnose einer Harnwegsinfektion gilt als gesichert, wenn in einer Urinkultur mehr als „10 hoch 6" Keime eines Erregers gefunden werden, meist handelt es sich um E.coli-Bakterien. Meist liegt dann auch der pH-Wert über 7,5; d.h. im basischen Bereich.

Besonders anfällig für Blasenentzündungen sind Schwangere, Frauen, die die Anti-Baby-Pille nehmen, Zuckerkranke und Menschen, deren Immunität herabgesetzt ist. Frauen, die sich durch jeden Geschlechtsverkehr eine Blasenentzündung „einhandeln", empfiehlt man, danach gleich die Blase zu entleeren.

Die Behandlung der Schulmedizin besteht vor allem in Antibiotikagaben. Wird rechtzeitig, also bei ersten Anzeichen mit der homöopathischen und/oder phytotherapeutischen Behandlung begonnen, können Antibiotika in den meisten Fällen vermieden werden, wobei schwangere Frauen sich unbedingt mit ihrer Frauenärztin absprechen sollten.

Auslöser einer Blasenentzündung sind oft die berühmt-berüchtigten „kalten Füße". Hier können ➡ **ansteigende Fußbäder** von Nutzen sein, insbesondere wenn sie rechtzeitig nach erfolgter Kälteeinwirkung zur Anwendung kommen. Mit Wollsocken und warmen Schuhen kann mancher Blasenentzündung vorgebeugt werden.

Auch die Anwendung örtlicher Wärme ist von überragender Bedeutung, sei es als trockene Wärme (warme Unterwäsche, Wärmflasche), oder noch wirksamer als ➡ **feuchtwarmer Wickel** über der Blase. Einreibungen der Blasengegend mit Kupfersalbe rot® wirken durchwärmend und sind gut für unterwegs geeignet.

Grundsätzlich ist auch die Nierengegend warm zu halten. Bei Nierenbeschwerden ist ein Bad mit Equisetum ex herba W 5%® hilfreich. Alternativ eignet sich das auf Körpertemperatur erwärmte Öl als Nierenwickel. Die bei Infektionen der Harnwege auch im Rahmen einer ärztlichen Therapie unentbehrliche „**Durchspültherapie**" (angepeilte Trinkmenge mindestens 2 Liter pro Tag bei Kindern, mindestens 2 – 3 Liter bei Erwachsenen) kann durch die Verwendung geeigneter ➡ Blasentees in jedem Fall in ihrer Wirksamkeit gesteigert werden.

Von der Fülle der harntreibenden Heilpflanzen wie Bärentraubenblätter, Brennnesselkraut, Birkenblätter, Goldrutenkraut, Schachtelhalm- und Zinnkraut kommen vor allem **Bärentraubenblätter** zur Anwendung (Tagesdosis Erwachsene 3 – 4 x 3 g/Tag), wegen des herben Geschmackes in der Kinderheilkunde allerdings nur in Teekombinationen. Dies umso mehr, als gerade im Kindesalter die Trinkmenge dieser Tees entscheidend ist. Die bei Erwachsenen übliche Alkalisierung des Urins mit Natriumbicarbonat, das die Wirksamkeit der Bärentraubenblätter wohl wesentlich verbessert, ist bei Kindern in der Regel ja nicht möglich. Bei größeren Kindern und Erwachsenen werden Bärentraubenblätter am günstigsten als ➡ Kaltauszug angewendet, da die magenreizenden Inhaltsstoffe dann nicht in Lösung gehen. Bärentraubenhaltige Fertigpräparate sind zum Beispiel Cystinol akut®-Dragees, Uvalysat®S-Lösung, oder in der sinnvollen Kombination mit Goldrutenkraut in Cephanephrin®-Tropfen. Weitere hier sinnvolle pflanzliche Fertigpräparate sind zum Beispiel Solidagoren N®-Tropfen oder Nephroselect M® liquidum, das zusätzlich zu den harntreibenden Bestandteilen auch die keimhemmende Kapuzinerkresse enthält. Die anregende Wirkung auf die Nierenfunktion der Birke kommt im Nierentonikum® zum Tragen.

Über eine krampflösende Wirkung mindern die nicht pflanzlichen Spasmo Urgenin®-Tabletten die bei Harnwegsinfekten ja oft vorhandenen Krampfschmerzen. Wohlschmeckende, kindgerechte ➡ **Blasenteemischungen** finden Sie in unserer Rezeptsammlung. Bei im Handel erhältlichen fertigen pflanzlichen Harntees muss bei begleitender homöopathischer Behandlung auf pfefferminzfreie Präparate geachtet werden, da Pfefferminze die Wirkung homöopathischer Arzneimittel beeinträchtigen oder gar aufheben kann. Da das primäre Ziel jedoch die Trinkmenge pro Tag ist, sind prinzipiell auch alle anderen kalorienarmen Getränke für diese Therapie geeignet.

Da sich Krankheitserreger immer auch in einem bestimmten pH-Milieu besonders „wohlfühlen" und vermehren, kann es zur Vorbeugung wie zur unterstützenden Behandlung sinnvoll sein, für einen regelmäßigen

Wechsel des Urin-pH-Wertes (Säure-Basen-Wert) zu sorgen. Dies gelingt entweder dadurch, dass man jeweils für einige Tage eine rein vegetarische Ernährung mit einer fleischhaltigen an anderen Tagen abwechselt. Diese so genannte „Schaukeltherapie" lässt sich einfacher auch dadurch bewerkstelligen, dass für jeweils 3 – 5 Tage **Acimethin®-Tabletten** in einer Dosierung von 3 x 1 – 2 Tabletten pro Tag eingenommen werden (oder Natron) und man dann wiederum einige Tage das Präparat weglässt.

Bei älteren Kindern und Erwachsenen kann auch die deutlich antibakteriell wirkende **Kapuzinerkresse** in Form von Fertigarzneimitteln wie Angocin N®-Tabletten oder Nephroselect M® Liquidum Anwendung finden. In einer aktuellen Studie konnte für **Preiselbeersaft** nachgewiesen werden, dass dessen regelmäßiger Genuss Rezidiven von Harnwegsinfekten wirksam vorbeugt, zum Beispiel mit Urovit®-Granulat für 90 Tage – für Erwachsene sicher gut geeignet, ist aufgrund des eher herben Geschmacks allerdings fraglich, ob diese Erkenntnis in der Kinderheilkunde Bedeutung erlangen wird.

Harnwegsinfektion bei Kindern

Die homöopathische Behandlung von Harnwegsinfektionen im Kindesalter ist auch deswegen so schwierig, da sie wenig objektivierbare, von außen wahrnehmbare Symptome erzeugen und Kinder in der Regel kaum in der Lage sind zu beschreiben, ob es denn nun brennt, drückt oder sticht und dies eher in der Harnröhre, der Blase oder allgemein im Bauch und vor allem vor, während, gegen Ende oder nach dem Wasserlassen.

Wahrnehmbar sind unter Umständen Veränderungen des Urins: Geruch verändert? Farbe? Trüb? Bodensatz im Töpfchen?
Die Beobachtung stützt sich in diesen Fällen vor allem auf begleitende Phänomene: Ruhe/Unruhe? Durst/Durstlosigkeit? Fieber/Nähe/Ruhebedürfnis?

... der Weg zu den Globuli

Für die Auffindung eines homöopathischen Einzelmittels sind Ihre Beobachtungen wichtig:
- *Gibt es eventuell einen Auslöser für die Blasenentzündung? Man sagt im übertragenen Sinne, die Blase ist der Spiegel der Seele. Ging Ihnen da was „an die Nieren", gibt es Beziehungsprobleme, sexuelle Differenzen, Kummer oder Ängste?*
- *Waren Sie Kälte ausgesetzt, haben Sie gefroren?*
- *Wann sind die Schmerzen am schlimmsten: vor, während oder nach dem Wasserlassen oder unabhängig davon?*
- *Wo tut es am meisten weh: In der Blase, der Harnröhre oder gibt es Ausstrahlungen?*
- *Gibt es eine Position, die die Beschwerden erleichtert?*
- *Lindert eher Wärme oder Kälte?*
- *Gibt es Veränderungen allgemeiner Art oder zusätzliche Beschwerden, die mit der Blasenentzündung aufgetreten sind?*

Hautpflege und Hauterkrankungen

Hautpflege bei Säuglingen und Kleinkindern

Arzneimittel der ersten Wahl für die Pflege vor allem der entzündeten, gereizten oder trockenen Haut bei Säuglingen und Kleinkindern sind Zubereitungen aus **Kamillenblüten**. Da vor allem aber die entzündungshemmenden Hauptbestandteile besser in Alkohol als in Wasser löslich sind, ist einem **standardisierten alkoholischen Auszug** (zum Beispiel Kamillosan®, Kamille Spitzner®-Lösung, Perkamillon®-Liquidum, auch als Badezusatz wie in Kamillosan® Wund- und Heilbad) vor einem rein wässrigen Auszug (wie einem Tee) der Vorzug zu geben. Und gerade die für Sitz- oder Vollbäder oft angebotenen „Badekamillen" sind in den meisten Fällen weitestgehend frei von irgendwelchen wirksamen Bestandteilen.

Geeignet sind hingegen zur Hautpflege zum Beispiel:
- Sitzbäder (Dosierung entsprechend der Herstellerangaben)
- Abtupfen der betroffenen Hautpartien (den alkoholischen Auszug 1:4 verdünnen)
- ➡ Kamillenöl oder
- ➡ Kamillensalbe

Alternativ kommen vor allem Zubereitungen aus **Zaubernussblättern** oder -**rinde** in Frage, die durch ihren Gehalt an Gerbstoffen und entzündungshemmenden Substanzen Hautreizungen vorbeugen bzw. heilen und eine Art „Schutzschicht" auf der Haut erzeugen. Zur Anwendung kommen hierbei zum Beispiel:
- Hamamelisbäder
  - Sitzbäder: 20 – 40 Tropfen flüssiges Hamamelisextrakt/Hametum®-Extrakt oder 3 Esslöffel Hamameliswasser
  - Vollbäder: eine ➡ Abkochung von 10 g Hamamelisblättern/-rinde
- ➡ Hamamelissalbe (Fertigarzneimittel zum Beispiel Hametum®-Creme, Hametum®-Wund- und Heilsalbe)

Bei den ebenfalls hervorragend zur Hautpflege geeigneten **Ringelblumenzubereitungen** empfiehlt es sich ebenfalls, auf die qualitativ hochwertigen Fertigarzneimittel zurückzugreifen (Calendula-Kindercreme Weleda®, Calendula 10 Prozent DHU®, ...).

Entzündungen im Windel- und Genitalbereich

Geeignet sind hier Sitzbäder mit **Kamillenextrakt** (10 – 20 ml Kamillentinktur bzw. Kamillenbad auf ca. 5 Liter Wasser) oder mit **Schafgarbenblüten**, die ebenfalls eine ausgezeichnete entzündungshemmende und antibakterielle Wirkung besitzen – auch hier am besten in Form eines standardisierten Extraktes (zum Beispiel Schafgarbenblütentinktur DAB, Salus Schafgarbentropfen®), ebenfalls 10 – 20 ml auf ein Sitzbad von ca. 5 Litern Wasser).

Phytotherapie bei Ekzem (Neurodermitis, Milchschorf)

Bei chronischen Erkrankungen wie der Atopischen Dermatitis („Neurodermitis") kommt äußerlichen Behandlungsansätzen wie Salben, Cremes und Bädern niemals mehr als eine lindernde, überbrückende Rolle zu. **Diese Erkrankungen können nie durch äußerliche Medikation geheilt werden** – dies gilt für phytotherapeutische wie für schulmedizinische Medikamente. Trotzdem stellt die Naturheilkunde eine Reihe hochwirksamer Substanzen zur Verfügung, die eben diese Linderung in schonender Art und Weise leisten können und damit eine überlegene Alternative zu den oft hochproblematischen schulmedizinischen Pharmaka wie Cortisonpräparaten, geschweige denn Immunmodulatoren (Elidel® u. a.) darstellen.

Auch hier ist die **Kamille** eine hervorragende Heilpflanze, in Frage kommt eine ➡ Kamillensalbe, mit je nach Hautbild verschiedenen Salbengrundlagen. Kamillenpräparate konnten für die Behandlung von Ekzemen eine mit milden Cortisonpräparaten gleichwertige, den Bufexamac-Zubereitungen (zum Beispiel Parfenac®) sogar überlegene Wirkung in klinischen Studien nachweisen.

Auch die **Zaubernuss** ist als ➡ Hamamelissalbe oder -creme (zum Beispiel Hametumcreme®) im direkten Vergleich zu schulmedizinischen Präparaten, die zum Beispiel Bufexamac enthalten (Parfenac®), für die Behandlung von Ekzemen wie Neurodermitis gleich gut wirksam.

Juckreizlindernd wirken zum Beispiel Vollbäder mit **Eichenrinde** (5 g auf 1 Liter Wasser als ➡ Abkochung bzw. Eichenrinde-Extrakt FS®), **Kleie** (zum Beispiel Töpfer®-Kleie Bad) oder **Haferstroh** (eine ➡ Abkochung aus ca. 50 – 100g Haferstroh auf 2 Liter Wasser für ein Vollbad). Auch Umschläge oder Sitzbäder mit einer ➡ Abkochung aus **Eichenrinde** (Umschläge 20 g/1 Liter, Bäder 5 g/1 Liter) sind über die enthaltenen Gerbstoffe hier hochwirksam, auch hier sind Fertigarzneimittel als Badezusatz (zum Beispiel Eichenrinde-Extrakt FS®) erhältlich.

Die Behandlung chronischer Hauterkrankungen wie der Atopischen Dermatitis (Neurodermitis) ist eine der Domänen der Homöopathie – sie gehört jedoch im Rahmen einer chronischen, längerfristigen Behandlung immer in die Hände eines Fachmannes oder einer Fachfrau.

... der Weg zu den Globuli

Für diese chronische Behandlung sind von überragender Bedeutung Beobachtungen über:
- *Lokalisation der Hautveränderungen? Seitenbetonung? Art der Hautveränderungen? Trocken? Schuppend? Nässend? Blutend?*
- *Was verschlimmert, was bessert das Hautbild? Tagesverlauf? Wetter? Umgebungstemperatur? Frische Luft? Essen? Trinken? Gemütsverfassung? Waschen? Baden?*
- *Tritt Juckreiz auf? Was verschlimmert, was bessert Juckreiz? Tagesverlauf? Wetter? Umgebungstemperatur? Frische Luft? Essen? Trinken? Gemütsverfassung? Waschen? Baden?*
- *Was bewirkt Kratzen? Wird der Juckreiz besser? Schlechter? Tritt er nach Kratzen an der einen Stelle dann an einer anderen auf? Nässen der Haut? Bluten? Schmerzen?*

Wunden und Verletzungen

Wundbehandlung

Eine gute Alternative zu den üblichen Desinfizienzien auf Jod- oder Quecksilberbasis stellen bei der Versorgung der „kindertypischen" Schürfwunden die alkoholischen Extrakte aus
- **Kamille** (zum Beispiel Kamillosan®)
- **Zaubernuss** (zum Beispiel Hametum®-Extrakt)
- **Schafgarbe** (zum Beispiel Salus®-Schafgarbentropfen oder
- **Ringelblume** (zum Beispiel Calendula-Essenz Wala®)

dar. Diese sollten – damit sie speziell bei Kleinkindern nicht brennen – vor dem Betupfen/Baden der Wunden im Verhältnis 1:1 mit Wasser verdünnt werden.

Wegen der ausgesprochen hohen Gefahr der Sensibilisierung und allergischer Reaktionen sollten äußerlich anzuwendende **Arnikazubereitungen** wie Salben vor allem bei Kindern keine Verwendung finden.

Insektenstich

Abschwellend und schmerzlindernd wirken hier die Inhaltsstoffe der normalen **Küchenzwiebel**. Als erste Maßnahme pressen Sie einfach eine frisch aufgeschnittene Zwiebel auf die Stichstelle. Optimal wegen des zusätzlichen Kühleffektes ist das Verwenden von tiefgefrorenem Zwiebelpresssaft – hierzu eine Zwiebel im Mörser zerquetschen, nach einer halben Stunde den ausgetretenen Saft abseihen und (im Eiswürfelbereiter) einfrieren.

Alternativ und vor allem in der „freien Natur" kommt das Auflegen gequetschter **Spitzwegerichblätter** als „Erste Hilfe" in Frage.

Auch **Gewürznelkenöl**, mehrfach am Tag aufgetragen, ist in der Erfahrungsmedizin bei Insektenstichen bewährt und von den Inhaltsstoffen plausibel.

Verbrennung und Sonnenbrand

Bei Verbrennungen 1. Grades (ohne Blasenbildung) hat sich vor allem **Johanniskrautöl** bewährt – nach der in jedem Fall notwendigen ausgiebigen Kühlung der betroffenen Hautareale. Bei jeder stärkeren Verbrennung kommt dem **Kühlen der betroffenen Stelle** mit kaltem Leitungswasser **über mindestens 15 – 30 Minuten** eine entscheidende Bedeutung zu. Falls das Kühlen schmerzt, kann kurz unterbrochen, danach sollte unbedingt weiter gekühlt werden. Danach kann ein mit Johanniskrautöl getränkter Mulllappen mehrere Stunden auf dem verbrannten Bezirk verbleiben. Allerdings ist eine als **Nebenwirkung deutlich er-**

höhte Sonnenlichtempfindlichkeit der behandelten Hautbereiche zu beachten, die die vielfach empfohlene Anwendung von Johanniskrautöl zum Beispiel bei Sonnenbrand als wenig sinnvoll erscheinen lässt! Hier sind Umschläge mit **Eichenrinde** (als ➡ Abkochung oder Eichenrinde-Extrakt FS®) eine wirkungsvolle Alternative.

Prellung, Verstauchung und Ähnliches

Hervorragend bewährt hat sich bei diesen Formen stumpfer Verletzungen eine Salbe aus **Beinwellwurzeln**. Ein hierbei jedoch nicht letztlich gelöstes Problem ist deren Gehalt an sogenannte „Pyrrolizidinalkaloiden (PA's), die für die eigentliche Wirkung keinerlei Bedeutung haben, jedoch im Verdacht stehen, krebserregend zu sein. Die hieraus zu ziehenden Konsequenzen werden von verschiedenen Autoren unterschiedlich bewertet, gegebenenfalls sollte man zumindest auf standardisierte Fertigpräparate (oft aus speziell gezüchteten PA-armen Sorten) zurückgreifen. Speziell **für Kinder** mit der ihnen eigenen empfindlicheren Haut und der größeren Aufnahme aufgetragener Stoffe in den Organismus ist unseres Erachtens der Gebrauch von Beinwell-haltigen Präparaten **nicht zu empfehlen**.

Alternativ können hier **Rosskastanienpräparate** zur Anwendung kommen, die bei stumpfen Verletzungen mit deutlicher Weichteilschwellung bewährt sind. Wegen des in der Regel höheren Gehaltes an wirksamen Substanzen wie Aescin sollte auch hier Fertigarzneimitteln (Venostasin®-Salbe, Venotrulan®-Salbe, ...) der Vorzug vor Selbstzubereitungen gegeben werden.

> **... der Weg zu den Globuli**
>
> - *Wo ist die Verletzung? Homöopathische Arzneimittel haben häufig eine charakteristische Wirkung auf bestimmte Organe/Körperteile.*
> - *Welche Art der Verletzung? Prellung? Stauchung? Sturz? Risswunde? Schnittwunde? Stichwunde?*

- *Was für ein Schmerz – drückend? Pochend? Ziehend? Schneidend? Stechend? Wie zerschlagen? Ausstrahlend?*
- *Was bessert/verschlechtert – Kälte/Wärme? Hochlagern? Druck? Berührung? Bewegung?*

Allgemeines zur Schmerzbehandlung

Schmerzen sind, egal wo sie auftreten, immer ein Alarmsymptom, mit dem der Körper auf eine möglicherweise schwerwiegende Störung hinweisen will. Aus diesem Grund sollten Sie immer ärztlichen Rat einholen, damit die Ursache des Schmerzes gefunden werden kann. Erst nach eindeutiger Diagnosestellung sollten die folgenden Therapiemaßnahmen – eventuell auch nur ergänzend – zur Anwendung kommen!

Beachten Sie in diesem Zusammenhang bitte auch, dass das Phänomen Schmerz ganz unterschiedliche Ursachen haben kann, die dann auch entsprechend unterschiedliche Maßnahmen erforderlich machen. Folgende Schmerzursachen sind häufig:

- Entzündung (ausgelöst durch Bakterien, Viren oder auch durch „rheumatische" Erkrankungen, bei denen sich das Immunsystem fälschlicherweise nicht gegen körperfremde, sondern gegen körpereigene Zell- und Gewebsstrukturen richtet)
- Reizung sensibler Nerven (Verletzung, Neuralgie, „Einklemmung" von Nerven entlang der Wirbelsäule zum Beispiel beim Bandscheibenvorfall, Druck auf den Nervenverlauf zum Beispiel durch einen Tumor)
- Reizung vegetativer (unwillkürlich reagierender) Nerven (zum Beispiel Krämpfe, Koliken)
- Psychische Ursachen (Schmerzreaktion als Ausdruck einer anders vom Körper akut nicht zu bewältigenden „Kränkung", „Wut" oder „Trauer").

Im Falle einer Entzündung verstärkt der Organismus am Ort des Geschehens die Durchblutung, die Region wird daher heiß, rot und schwillt an. Dieser Prozess kann oberflächlich an der Haut oder im Inneren unseres

Körpers auftreten. Die Reaktion ist zunächst biologisch sinnvoll, da auf diese Weise die Abwehrleistung (zum Beispiel gegen Bakterien) erhöht wird, indem vermehrt Abwehrzellen an den „Brandherd" befördert werden. Auch ein vielleicht gleichzeitig entstehendes Fieber bewirkt eine Abtötung eventuell ursächlicher Viren und Bakterien. Andererseits entsteht durch die verstärkte Durchblutung im betroffenen Gebiet ein erhöhter Gewebsdruck, der zusammen mit ausgeschütteten Entzündungsstoffen den lästigen Schmerz bewirkt. Hier sollte der biologisch richtige Selbstheilungsversuch des Körpers sinngemäß unterstützt, aber nicht unterbunden werden. Sowohl zur lokalen wie auch (bei Fieber) allgemeinen Kühlung kommen die im Anhang beschriebenen lokalen ➡ **kühlenden Wickel** (eventuell mittels Quark) zum Einsatz.

Ist der Schmerz hingegen krampfartig oder tritt in Form von Koliken auf, so können wir uns den zugrunde liegenden Vorgang als Drosselung der Durchblutung vorstellen, was logischerweise dazu führt, eine Verbesserung der Blutzufuhr und allgemeine Entspannung durch Anwendung von Wärme in Form von ➡ **warmen Packungen/Auflagen/Wickeln** zu erreichen. Besonders intensiv wirkt hier die ➡ **heiße Rolle**.

Äußerliche Wärmeanwendung kann auch reflektorisch auf innere Krankheitszustände positiv wirken. So führen beispielsweise warme, ansteigende Armbäder zu spürbarer Verbesserung der Atemsituation bei Bronchitis und sogar bei leichteren asthmatischen Zuständen, aber auch zum Nachlassen von Schmerzen im Brustraum.

Bewusstes Achten auf tiefe und gleichmäßige **Atmung** kann helfen, Schmerzen aufgrund psychischer Ursachen, aber auch krampfartige Schmerzzustände (zum Beispiel im Bauchbereich) „wegzuatmen". Die Atmung wird normalerweise von unserem vegetativen Nervensystem ohne unser bewusstes Zutun gesteuert. In akuten Krankheitsphasen oder bei Schmerzen stellt sich oft eine oberflächliche „gepresste" oder „Schonatmung" ein. In diesen Fällen können wir auf den Rhythmus und die Tiefe unserer Atmung willentlich Einfluss nehmen. Wir bemühen uns um eine ruhige, gleichmäßige Atmung und versuchen, die Atmung und den Luftstrom gedanklich zu begleiten: Wir atmen an die schmerzhafte Region hin, versuchen dabei die Luft entspannt strömen zu lassen, wir atmen **ein** und **aus** und entspannen dabei uns und die Umgebung der schmerzhaften Körperregion.

Gerade auch bei Schmerzen im Bauchraum entspricht das rhythmische Höher- und Tiefertreten unseres Zwerchfelles bei jedem Atemzug einer sanften „Massage" der Organe des Bauchraumes (und kann dabei auch bei Darmträgheit und Verstopfung anregend und harmonisierend wirken).

Wichtig für den entspannenden und schmerzlindernden Effekt dieser Atemtherapie ist eine entspannte Körperhaltung.

Vorsicht: Wenn diese Form der bewussten Atmung zu einer Verstärkung des Schmerzes führt, dann sollten Sie unbedingt Ihren Arzt zu Rate ziehen!

... der Weg zu den Globuli

Für die homöopathische Arzneifindung bei Schmerzen gibt es einige grundsätzliche Überlegungen bzw. Beobachtungen, die immer berücksichtigt werden sollen und auch für spezielle Schmerzen (zum Beispiel Kopfschmerzen, Gliederschmerzen, Bauchschmerzen, Zahnschmerzen etc.) gelten:

- *Wo genau sitzt oder beginnt der Schmerz, wohin strahlt er eventuell aus? Zum Beispiel vom Nacken über die Scheitelhöhe bis hinter das linke Auge, an einer kleinen Stelle in der Magenregion und von dort zum Rücken hin ausstrahlend, vom Unterleib in die vorderen Oberschenkel sich erstreckend, nur im Bereich der Nasenwurzel ohne Ausstrahlung etc.*
- *Wie fühlt sich der Schmerz an? Zum Beispiel brennend, stechend, nach außen oder innen drückend, klopfend, „wie in einem Schraubstock" etc.*
- *Wodurch lassen sich die Schmerzen lindern oder wodurch werden sie deutlich schlimmer? Zum Beispiel Bewegung, Liegen,*

Krümmen oder Strecken, lokale Wärme oder Kälte, Essen, Trinken, Schlafen, Erbrechen, Urinieren, vor oder nach Stuhlgang, körperliche oder geistige Anstrengung etc.
- *Seit wann bestehen die Schmerzen, gibt es eine zeitnahe und plausible Auslöseursache? Zum Beispiel vor der Menstruation, seit der Operation, seit der Gehirnerschütterung, seit dem Verlust eines geliebten Lebensbegleiters, seit einer allopathischen Therapie, seit dem Verkehrsunfall, immer bei Wetterwechsel, immer bei Schlafmangel, immer nach dem Genuss bestimmter Nahrungsmittel etc.*

Kopfschmerzen und Migräne

Bei länger bestehenden und/oder an Intensität zunehmenden Kopfschmerzen muss immer eine gezielte fachärztliche Diagnostik eingeleitet werden, da sich hinter diesem Symptom in Einzelfällen auch ein gutartiger oder bösartiger Tumor im Gehirn oder auch ein hoher Blutdruck verbergen können!

Die Behandlung von Migräne und Spannungskopfschmerz gehört in die Hand des erfahrenen Arztes, die klassische Homöopathie hat hier einen besonderen Stellenwert. Ergänzend kommt nach neueren Untersuchungen der **Pestwurz** (Petadolex®) eine besondere und bewährte Rolle zu. Bis zum Wirkungseintritt muss das Präparat aber oft über Wochen eingenommen werden, eine akute Schmerzlinderung ist damit nicht zu erreichen!

Es können aber auch andere, harmlose Erkrankungen wie zum Beispiel Erkältungsinfekte mit Kopfschmerzen einhergehen; Witterungseinflüsse, Schlafmangel oder Katerzustände sind ebenfalls oft von Kopfschmerzen begleitet. Ein **warmes Fußbad** bringt oft bereits deutliche Entspannung. Geht der Kopfschmerz mit deutlichen Nackenverspannungen einher, ist ein ➡ **warmer Heusack**, ein erwärmtes **Kirschkernsäckchen** oder auch die ➡ **heiße Rolle** in dieser Region hilfreich.

Bewährt hat sich als pflanzliche Fertigarznei eine Zubereitung aus Rinde und Blättern der **Silberweide** (Phytodolor®-Tropfen), ein wesentlicher Inhaltsstoff ähnelt der Salicylsäure, dem Wirkstoff von Aspirin®.

Kopfschmerzen, die ihre Ursache in einer Entzündung der Nasennebenhöhlen (Sinusitis) haben, sprechen oft gut auf Wirkstoffe an, welche entzündungshemmend wirken und zu einem verbesserten Abfluss der Sekrete führen; bewährt hat sich Sinupret®, das keine ätherischen Öle enthält und daher gut „homöopathieverträglich" ist. Gleiches gilt für die zusätzliche Einnahme von ebenfalls entzündungshemmenden Enzymen (zum Beispiel Wobenzym®), die freilich ausreichend hoch dosiert werden müssen (bei Wobenzym® zum Beispiel durchaus 10 – 15 Tabletten / Tag!)

... der Weg zu den Globuli
- *Hier sollte zunächst auf all jene Aspekte geachtet werden, die bereits im vorausgehenden Abschnitt (Schmerzen allgemein) aufgezählt wurden.*
- *Zusätzlich ist wichtig, ob die Kopfschmerzen durch zusätzliche Begleitsymptome näher charakterisiert sind. Zum Beispiel Augenflimmern vor oder während des Schmerzes, Augentränen, Übelkeit, Erbrechen, Taubheitsgefühle an den Extremitäten oder im Gesicht, Frösteln, Hitzegefühl im Kopf, Gesichtsblässe oder -röte, Schwindel, Reizbarkeit, Ruhebedürfnis, Selbstmordgedanken, Weinerlichkeit etc.*
- *Die Modalitäten der Besserung oder Verschlimmerung – wie oben beschrieben – sind wichtige Mosaiksteine für eine korrekte Arzneiwahl.*
- *Achtung: nicht selten gibt es sogenannte Heilhindernisse, die eine homöopathische Therapie erschweren oder auch unmöglich machen. Diese können zum Beispiel in strukturellen Blockaden im Halswirbelsäulenbereich bestehen – dann sollte die Homöopathie zum Beispiel mit der Osteopathie kombiniert werden – oder auch in Form von anhaltenden zwischenmenschlichen Span-*

nungen im privaten oder beruflichen Bereich begründet sein, daher kann ebenfalls ergänzend zum Beispiel eine konfliktzentrierte, psychotherapeutische Begleitung notwendig werden.

Gelenk- und Rückenschmerzen

Entzündungsbedingte Gelenkschmerzen (Arthritis) sollten immer zunächst einer internistischen **Diagnostik** zugeführt werden. Von Art und Ausmaß des (zum Beispiel rheumatischen) Entzündungsprozesses hängt ab, ob und in welchem Ausmaß und Zeitraum durch Homöopathie und ergänzende Naturheilverfahren eine effektive Linderung und spätere Heilung möglich ist.

Werden entzündliche Prozesse nicht effektiv reduziert, dann können irreversible Schäden an den Gelenkstrukturen zurückbleiben, die einer Heilung dann definitiv nicht mehr zugänglich sind! Gleiches gilt zum Beispiel, wenn der Druck eines Bandscheibenvorfalles auf den Ischiasnerv fortbesteht und der Nerv irreversibel geschädigt wird!

Eine gezielte Therapie entsprechender Schmerzzustände kann durch einfache Maßnahmen ergänzt und unterstützt werden. ➡ **Quarkwickel** dämpfen den Entzündungsreiz und damit den Schmerz und kühlen angenehm das überwärmte Gelenk. Wiederum ist es die **Silberweide** (Phytodolor®-Tropfen), die dank ihrer entzündungswidrigen Eigenschaften den Krankheitsprozess lindern kann. Enzyme aus dem Fruchtstock der **Ananas** (Bromelain®) oder das bereits erwähnte Wobenzym® sind ebenfalls in der Lage, in ausreichend hoher Dosierung das Entzündungsgeschehen zu dämpfen.

Verschleißbedingte Gelenkschmerzen (Arthrose) sprechen meist gut auf durchwärmende Maßnahmen wie die oben erwähnten **warmen Packungen** an (zum Beispiel Kytta®-Thermopack). Ähnlich wirksam sind Badezusätze für **Teil- und Vollbäder**; es ist hier jedoch darauf zu achten, dass die Zusammensetzung frei ist von ätherischen Ölen und auch keinen Kampfer enthält. In Frage kommt das Salhumin®-Bad, welches neben **Huminsäure** auch Salicylsäure enthält. Schließlich soll auch die **Teufelskralle** Erwähnung finden, die zum Beispiel als Romigal®-Tee im Handel erhältlich ist. Alle genannten Maßnahmen sollten regelmäßig über lange Zeit und auch in Kombination zur Anwendung kommen.

Bei Hexenschuss und Ischiasbeschwerden kann ein lokal auf die Schmerzregion im Lendenwirbelsäulenbereich zu klebendes **überwärmendes Pflaster** (zum Beispiel ABC-Pflaster) gute Dienste tun. Bei dem typischerweise rückseitig ins Bein ausstrahlenden „Ischias" sollte im Falle des Auftretens von Gefühlsstörungen oder Muskelschwäche immer sofort ein Arzt zugezogen werden. Ansonsten kann vorübergehend die so genannte **Stufenbett-Lagerung** hilfreich sein. Dabei werden ans Fußende des Bettes Matratzen oder Polster so aufeinander gelegt, dass der Patient entspannt auf dem Rücken liegen kann und dabei seine Oberschenkel im Hüftbereich um 90 Grad anwinkelt und dann die Unterschenkel ebenfalls wieder um 90 Grad abgewinkelt auf die „Stufe" legen kann. ABC-Pflaster und Stufenbett-Lagerung können auch miteinander kombiniert werden. Auch hier gilt wieder: Lässt sich die Schmerzsymptomatik nicht ausreichend rasch und deutlich lindern, muss eine weitere Diagnostik eingeleitet werden.

… der Weg zu den Globuli

- *Zunächst soll die genaue Lokalisation (und eventuell eine Ausstrahlung) genau beschrieben werden. Zum Beispiel unter dem rechten Schulterblatt, links neben der Lendenwirbelsäule an einer kleinen Stelle, breitflächig im unteren Kreuzbereich mit Ausstrahlung in das rechte Gesäß, vom Rücken nach vorne zur Leiste ausstrahlend etc.*
- *Hierzu gehört – wenn möglich – eine genauere Zuordnung zu bestimmten Gewebsstrukturen. Zum Beispiel ganz oberflächlich „in der Haut", direkt im Gelenk, zwischen den Gelenken im Bereich der Muskeln, an den Sehnen und Bändern, die am Gelenk ansetzen etc.*

- *Die Art oder Empfindung des Schmerzes ist wichtig. Zum Beispiel stechend, bohrend, „wie abgebrochen", reißend, „wie zerschlagen" etc.*
- *Unter welchen Umständen werden die Schmerzen besser oder schlechter? Zum Beispiel beim Niesen, Bücken, Strecken, in Ruhe, zu Beginn der Bewegung schlechter und bei fortgesetzter Bewegung wieder besser, bei feuchtem Wetter, während der Menstruation, bei Fieber, beim Bergabgehen, beim Liegen auf der schmerzhaften Stelle oder Seite, nachts etc.*
- *Ist das Auftreten der Schmerzen mit anderen Beschwerden kombiniert? Zum Beispiel mit lokalem Kältegefühl, mit Schwitzen, mit übelriechendem Urin, mit Kopfschmerzen, oder abwechselnd mit Durchfällen, mit Taubheitsgefühl, mit dem Gefühl lähmender Schwäche etc.*

Schlafstörungen und Nervosität

Beide Phänomene lassen sich oft gut mit Hilfe der klassischen Homöopathie behandeln. Dahinter können sich so unterschiedliche Ursachen wie beispielsweise eine verdeckte Depression oder eine Schilddrüsenüberfunktion verbergen; deshalb gilt auch hier: Vor einer Therapie sollte immer eine entsprechende Ursachenforschung durch individuell angepasste diagnostische Schritte erfolgen. Da sich fast immer auch „äußere" Gründe für die Beschwerden finden lassen, ist eine alleinige medikamentöse Therapie oft nicht ausreichend erfolgreich. Stellen Sie sich die Frage: Kann ein klärendes Gespräch meinen unterschwelligen Ärger beseitigen? Kann mir ein guter Freund oder auch ein geschulter Therapeut über meinen Kummer hinweghelfen? Kann ich meinen Lebensstil dahingehend verändern, dass mir genügend Zeit zur eigenen Erholung bleibt? Ist mein Stress vielleicht „hausgemacht" und finde ich Möglichkeiten, durch Umstrukturierung meiner Tätigkeiten oder Abstriche an meinem Pensum für weniger eigene Angespanntheit zu sorgen?

Wenn Sie hier plausible Ansatzpunkte gefunden haben, wird Ihre Symptomatik natürlich nicht plötzlich und spurlos verschwinden. In einer Übergangsphase aber können einige natürliche Hilfen nützlich sein.

Ein kleiner **Abendspaziergang** kann helfen, die Spannung des Tages loszuwerden, das Anhören ruhiger Musik, **Autogenes Training**, die Meditation über ein Bild oder eine kurze Textstelle und bewusstes, **tiefes und gleichmäßiges Aus- und Einatmen** mit ausschließlichem Achten auf den Atemfluss können eine tief entspannende und beruhigende Wirkung haben. Vermeiden Sie reichliche und zu späte **Abendmahlzeiten**! Bringen Sie sich nicht in Gefahr, durch abendlichen Alkoholgenuss zum Zwecke der Schlafförderung in Abhängigkeit zu geraten; ein Glas Milch mit Honig tut's vielleicht auch.

Als pflanzliche Präparate stehen **Baldrian, Melisse und Hopfen** in verschiedenen Fertigarzneien zur Verfügung (zum Beispiel Plantival®, Kytta-Sedativum®, Vivinox® und zahlreiche andere). Besonders bewährt hat sich immer wieder auch die **Passionsblume**, erhältlich als Passin®-Dragees. Diese genannten Arzneien können in angepasster Dosierung auch tagsüber genommen werden, um „Stressspitzen" abzufangen. Sie führen auch nicht zur Abhängigkeit, sollten aber trotzdem immer nur vorübergehende „Krücken" sein, weil sie tieferliegende Probleme naturgemäß nicht lösen können.

… der Weg zu den Globuli

- *Gibt es für die nervösen Symptome oder die Schlafstörung einen nachvollziehbaren Grund oder Auslöser? Zum Beispiel seit der unfallbedingten Kopfverletzung, seit der Schwangerschaft, seitdem ich am Arbeitsplatz gemobbt werde, seit der 1. Klasse, seit dem Tod der Mutter, seit jener schweren Durchfallerkrankung, seit einer persönlichen Kränkung etc.*
- *Welche körperlichen oder vegetativen Symptome begleiten die Nervosität? Zum Beispiel Herzklopfen bis zum Hals, Schweißaus-*

> brüche in der Öffentlichkeit, Stuhldrang mit Durchfällen, unwillkürlicher Urinabgang, inneres Frösteln, ein unbestimmtes Schwindelgefühl, Hustenreiz etc.
> - *Wie lässt sich die Schlafstörung möglichst genau beschreiben? Zum Beispiel kann nicht einschlafen wegen ständiger Gedanken an die Arbeit, Aufschrecken aus dem Schlaf durch Albträume, Erwachen immer zur selben Nachtzeit zum Beispiel pünktlich um 2 Uhr, Erwachen durch jedes kleine Geräusch, nassgeschwitzt bei Aufwachen in der Nacht oder gegen Morgen, zu frühes morgendliches Erwachen, Erwachen mit Hunger- oder Durstgefühl, nächtliches Erwachen durch Sodbrennen, Schlaflosigkeit wegen begründeter oder unbegründeter Eifersucht etc.*
> - *Führen die Schlafstörungen zu bestimmten unmittelbaren Folgeerscheinungen? Zum Beispiel morgendliche Reizbarkeit, Wechsel von Durchfall und Verstopfung seit dem schlechten Schlaf, Konzentrationsstörungen mit Fehlern beim Schreiben, Selbstmordgedanken wegen der schweren Schlafstörung, ängstliches Auffahren bei der geringsten Kleinigkeit etc.*

Frauenheilkunde

Allgemeines über Scheidenentzündungen

Fast jede Frau ist in ihrem Leben ein- oder mehrmals von einer Vaginalinfektion betroffen. Trotzdem ist das Wissen bei den Frauen über natürlichen Schutz der Scheide, mögliche Erreger, Infektionswege und Hygiene in diesem Bereich erstaunlich gering; das Internet tut durch Informationsüberflutung ein Übriges, der Verunsicherung Nahrung zu geben.

Die gesunde Scheidenhaut ist dicht besiedelt mit Milchsäure produzierenden Bakterien, den Laktobazillen, wir sprechen auch von Döderlein-Flora. Hier herrscht ein saures Milieu, pH 3,5 – 4,5, das die Ansiedlung krankmachender Keime ziemlich erschwert. Ist dieses schützende Milieu gestört, sei es aus mechanischen, chemischen (Medikamente) oder psychischen Gründen, kann es zu gehäuften vaginalen Infektionen kommen. Auch hormonelle Schwankungen können ursächlich dafür sein.

Zur Hygiene sind folgende Hinweise zu geben:
Nur die äußere Scheidenregion waschen, am besten mit klarem Wasser oder pH-neutralen Seifen, immer von der Scheide nach hinten zum After spülen und nie zweimal mit dem selben Toilettenpapier wischen.

Die häufigsten Erreger einer Scheidenentzündung sind so genannte Gardnerella vaginalis, Enterokokken, Streptokokken und Staphylokokken, sowie der Pilz Candida albicans.

Deswegen sollte vor jeder Therapie die gynäkologische Diagnosestellung mittels Untersuchung, Abstrichentnahme und mikroskopischer Beurteilung der Beschwerden stehen, das heißt prinzipiell keine 'blinde' Behandlung erfolgen, wenngleich man in manchen Fällen aus der Beschreibung des Ausflusses Hinweise auf die Erreger erhalten kann.

Die Schulmedizin hat vor allem bei chronischen Scheidenentzündungen nicht viel anzubieten, die Behandlung besteht vor allem in der Wiederholung von Anti-Pilzmitteln oder Antibiotika.

Die im Folgenden erwähnten Substanzen eignen sich zum Einsatz neben einer homöopathischen Therapie, können diese jedoch nicht oder nur in seltenen Fällen ersetzen.

Vaginalmykose (Scheidenpilz)

Scheidenpilz erkennt man neben dem typischen Jucken und Brennen vor allem an der Art des Ausflusses, der eher dicklich-klumpig, weißlich ist und an Frischkäse erinnert; der Geruch ist hierbei uncharakteristisch bis säuerlich.

Wünschenswert ist wie gesagt vor jeder Therapie die eindeutige Abklärung der Beschwerden.

Eine Partnerbehandlung und Verzicht auf Sexualität ist bei einfachen Vaginalmykosen nicht nötig.

Eine einfache und wirksame Maßnahme stellen Scheidenspülungen mit 1 Teil **Obstessig** auf 10 Teile Wasser dar, die mittels Miniklistier oder Vaginaldusche (MultiGyn) vorgenommen werden, die Häufigkeit der Anwendung richtet sich nach der Intensität der Beschwerden und kann bei Bedarf bis zu 3 x täglich durchgeführt werden. Antimykotische Wirkung hat auch Retterspitz äußerlich®, wird 1:7 verdünnt.

Für eine Vaginalcreme werden Urtinkturen aus Frauenmantel, Walnuss und Stiefmütterchen mit Geranium-, Lavendel- und Schafgarbenöl in Salbengrundlage verarbeitet (Rezept für die Apotheke).

Von den Fertigpräparaten hat sich Majorana Vaginalgel® bewährt, das unter anderem Calendula, Ecchinacea, Rosmarin, Origanum majorana, Salbei und Milchsäure enthält.

In Rosatum Heilsalbe® kommen die keimhemmenden Eigenschaften der Rose und Geranie, sowie deren gerbende Wirkung zum Tragen.

Geraniumöl wirkt antimykotisch und antibakteriell: 1:9 mit Olivenöl mischen, einen Mini-Tampon gut damit tränken und über Nacht einführen, kann erste Beschwerden lindern.

Bestehen Beschwerden vor allem im äußeren Genitalbereich, wirken Sitzbäder mit Urtinkturen von Majoran, Walnuss, Kamille oder Taubnessel juckreizlindernd und mildern das Wundheitsgefühl.

Bei leichtem Befall, oder zur Unterstützung der Döderlein-Flora können auch Spülungen mit reiner Molke oder Lactisan®, einem Sauermilchmolkenkonzentrat mit Milchsäure, hilfreich sein.

Bei chronischen Scheidenpilzentzündungen wird man sich um eine Abklärung und Behandlung der Darmflora kümmern.

Bakterielle Scheidenentzündung

Von „bakterieller Vaginose" sprechen wir bei einer durch 'Gardnerella vaginalis'-Keime verursachten Scheidenentzündung, die sich durch Rötung und schmerzhaftes Brennen bemerkbar machen kann. Der Ausfluss ist in diesem Fall cremig-flüssig, gelblich und riecht typischerweise nach Fisch, verstärken kann sich dieser Geruch noch nach dem Geschlechtsverkehr.

Auch bei Entzündungen, die durch Darmbakterien, so genannte Enterokokken oder Bakterien, die von der äußeren Haut in die Scheide einwandern können, so genannte Staphylokokken, verursacht werden, bestehen Juckreiz und Brennen, oft einhergehend mit Wundheitsgefühl im gesamten Scheidenbereich. Der Ausfluss ist eher gelblich-weißlich und flüssig, ohne speziellen Geruch.

Eine wirksame antibakterielle Behandlung besteht darin, eine geschälte **Knoblauchzehe** intravaginal einzuführen, Wechsel alle 24 Stunden, über 4 – 5 Tage. Der Nachteil besteht im Geruch, der im Verlauf der Anwendung unerträglich penetrant werden kann.

Gut geeignet sind auch Majorana/Melissa Vaginaltabletten®. Majoran gilt als darmreinigendes Gewürz mit antibiotischer Wirkung. Gegen das ätherische Öl sind die meisten Bakterien empfindlich. Es ist auch als entscheidender Wirkstoff im Majorana Vaginalgel® enthalten, zusammen mit Ringelblume, Sonnenhut und Milchsäure bringt es bei Juckreiz, Trockenheit oder Ausfluss das Scheidenmilieu wieder ins Gleichgewicht, stillt den Juckreiz, unterstützt die Wundheilung und wirkt entzündungshemmend.

Retterspitz äußerlich® wirkt sowohl antimykotisch als auch antibakteriell, wirksam ist hier Thymol neben anderen ätherischen Ölen. Zu Spülungen verdünnt man die Lösung 1:7 mit Wasser.

In leichten Fällen können die in der Apotheke erhältlichen Scheidenzäpfchen Vagi C vag Supp.® ausreichend wirksam sein. Mit dem darin enthaltenen Vitamin C wird der Säuregehalt der Scheide so beeinflusst, dass den Bakterien ihr optimales Wachstumsmilieu entzogen wird.

Bei sehr viel Ausfluss eignen sich Argentum met. praep. 0,4 Prozent Vaginaltabletten oder -zäpfchen®.

Zur Linderung der Wundheit haben sich vor allem Umschläge und Sitzbäder aus Frauenmantel, Schafgarbe und Taubnessel bewährt, verwendet werden Extrakte (bewährt von Soluna) oder der abgekühlte Teeaufguss. Die Inhaltsstoffe wirken antibakteriell, entzündungs- und sekretionshemmend, sie sind juckreizstillend und leicht oberflächenanästhesierend.

Geeignet sind auch **Sitzbäder** mit verschiedenen Zusätzen, die abwechselnd vorgenommen werden: Antiphlogistisch und keimhemmend wirken **Kamillenblüten**zubereitungen, erhältlich zum Beispiel als Kamillosan® Wund- und Heilbad N Lösung, antibakteriell und wundheilungsfördernd ist **Calendula** (von der Gartenringelblume wird der Teeaufguss verwendet) wirksam. Gerbend und juckreizstillend wirken die Zusätze mit **Eichenrinde** (zum Beispiel Quercus-Essenz® Wala, Tannolact®-Pulver) und **Zaubernussblätter und -rinde**, erhältlich als Hamamelis-Essenz® von Wala.

Aufgrund der sehr stark austrocknenden Wirkung von Eichenrinde sollten diese Sitzbäder nicht zu oft und zu lange, maximal 15 Minuten vorgenommen werden.

Bei massiverer Entzündung kommt die Behandlung mit dem antibakteriell wirksamen Hexitidin in Vagihex vag. Supp.® in Frage. Gleich danach wird der Aufbau der normalen Scheidenflora mit Milchsäurebakterien unterstützt, dies gelingt im Prinzip auch mit Jogurtanwendungen, etwas praktikabler sind die in Apotheken erhältlichen Scheidenzäpfchen, wie zum Beispiel Vagiflor vag. Supp.® oder Eubiolac®. Ebenso geeignet sind hier Spülungen mit Lactisan liquidum® oder Molke.

Um es noch einmal zu wiederholen: Vor jeder Therapie sollte die Abklärung stehen, durch welche Erreger die Scheidenentzündung hervorgerufen wurde; allein die subjektiven Beschwerden oder die Erfahrung mit diesen unliebsamen Dingen reicht zur Differenzierung und damit zielgerichteten Behandlung nicht aus.

Unspezifische vaginale und perianale Reizung

Auch in solchen Fällen wird über Juckreiz und Wundheit am äußeren und/oder inneren Genitale geklagt, es sind jedoch keine spezifischen Erreger nachweisbar, sondern es besteht aus anderen Gründen eine Störung des Haut und Scheidenhautmilieus.

Mit der Anwendung von Jogurt, das die zur physiologischen Scheidenflora gehörenden Milchsäurebakterien enthält, kann die Selbstheilung unterstützt werden. Es sollte hierzu kein Tampon verwendet werden, da dieser die Scheide zu sehr austrocknen würde, als fertige Präparate sind zum Beispiel Vagiflor vag. Supp.®, Eubiolac® im Handel. Zur Förderung eines gesunden Scheidenmilieus dienen auch Spülungen mit Lactisan®, einem Sauermilchmolkekonzentrat mit Milchsäure. Bei Trockenheit und Neigung zu rissiger Haut kann allein die regelmäßige Pflege der betroffenen Areale mit Olivenöl, Mandel-Gesichts-Öl von Weleda, Befelkaoel® (Olivenöl mit diversen Heilpflanzenessenzen) helfen. Durch Deumavan Creme® wird die Haut geschmeidiger.

In Rosatum Heilsalbe® wirken Rose und Geranie bei chronischen Reizzuständen, bei denen auch rissige Hautareale quälen. Ebenso kommt Majorana Vaginalgel®, mit den leicht gerbenden, antibakteriell und lokal beruhigenden Inhaltsstoffen, zur Anwendung.

Rosmarinus/Prunus comp.Gelatum® enthält neben den bisher erwähnten Pflanzen noch Schlehe als Wirkstoff. Es regt die Regenerationsvorgänge bei chronisch-entzündlichen Schleimhautveränderungen im Genitalbereich an, lindert Juckreiz und ist auch für den Analbereich geeignet. Quercus Salbe®, wo sich die gerbende Wirkung der Eichenrinde wiederfindet, lindert Ekzeme, die auch mal feucht sein können.

Mit Hametumsalbe® macht man sich die vielfältigen Wirkungen der virginischen Zaubernuss zunutze, wie wundheilungsfördernd, blutstillend durch die örtliche Gefäßverengung, juckreizstillend durch die enthaltenen Gerbstoffe.

Leucona Wundsalbe® enthält Lebertran und fördert bei sehr gereizten Hautverhältnissen am äußeren Genitale die rasche Wundheilung.

Entzündungshemmend, juckreizlindernd sowie feuchtigkeitsspendend wirkt das Ballonrebenkraut in Cardiospermum®-Creme, identisch mit Halicar®-Salbe.

Bei hartnäckigen Beschwerden lohnt sich der Versuch mit den oben erwähnten Zusätzen, wie unter anderem Frauenmantel, Schafgarbe, Taubnessel oder Walnuss, für Sitzbäder oder Spülungen.

Herpes genitalis

Neben der homöopathischen Behandlung können in akuten Phasen lokale Behandlungen mit 3-prozentiger Propolislösung und/oder 50-prozentiger Melisse-Urtinktur, wirkt antiviral, vorgenommen werden. Calcea Wund- und Heilcreme wirkt mit Extrakten aus Sonnenhut und Ringelblume ebenfalls antiviral, sowie lokal immunstimulierend und heilend.

Senile Kolpitis

So bezeichnet man Entzündungen und Beschwerden durch Trockenheit am äußeren und auch inneren Genitale, die durch die nachlassende Östrogenwirkung in diesen Bereichen verursacht sind, also bevorzugt im Rahmen der Wechseljahre und danach auftreten.

Hier ist als einfachste Maßnahme die Pflege, durchaus auch regelmäßig, mit Olivenöl oder Befelkaöl zu nennen.

Schutz und Pflege bei Trockenheit, Wundsein oder Brennen bewirkt Deumavan®-Creme. Sie enthält Lavendel, Vitamine und Linalol, die Haut erhält eine bessere Geschmeidigkeit.

Salbe aus Ringelblumenblüten, wie Calendula 10 Prozent® von Weleda, wirkt wundheilungsfördernd, abschwellend und beruhigt die gereizten Regionen. Feuchtigkeitsfördernd sind MultiGynliqui Gel® und Gynomunal Gel®.

Bei Phyto-Soya Vaginalgel® unterstellt man die phytoöstrogene Wirkung von Soja zur Befeuchtung der Scheide.

Erwähnt werden dürfen in diesem Zusammenhang Rosenzäpfchen aus Rosenblüten, Taubnessel, Frauenmantel, Sonnenhut, Majoran und Rosenöl, als eine Wohltat für Körper und Seele.

In Fällen, bei denen die Beschwerden mit keinem der genannten Präparate in den Griff zu bekommen sind, wird die vorübergehende oder wiederholte Verwendung von Gynoflor®-Scheidenzäpfchen und/oder zum Beispiel Linoladiaol N®-Salbe helfen. Beide Präparate enthalten Östrogen, welches Wasser in den Zellen einlagert und dadurch die Dichtigkeit der Zellverbände fördert. Das macht die Haut widerstandsfähiger gegenüber bakteriellen Infektionen, fördert die Festigkeit und Elastizität des Gewebes.

Bei allen entzündlichen Reizzuständen der Vulva und der Vagina ist es nützlich, keine einengende Wäsche zu tragen und Baumwollwäsche (Luftdurchlässigkeit, Waschbarkeit bis 60 Grad C) zu bevorzugen. Von der täglichen Verwendung von Slipeinlagen oder Binden muss abgeraten werden, sie trocknen die Scheide aus, führen reaktiv zu noch mehr Sekretion und gereizten Haut- und Schleimhautverhältnissen. Die Hygiene im Genitalbereich soll nicht übertrieben werden, nur mit klarem Wasser waschen, ohne aggressive Seifen zu verwenden.

… der Weg zu den Globuli

Für die Auswahl eines homöopathischen Einzelmittels sind Ihre Beobachtungen wichtig:
- *Wann traten die Beschwerden erstmals auf, fällt der Zeitpunkt eventuell in eine besonders belastete Lebensphase?*

- *Stehen die Beschwerden mit dem Zyklus in Zusammenhang, zum Beispiel stärker vor, während oder nach der Periode?*
- *Gibt es tageszeitliche Schwankungen?*
- *Wo empfinden Sie die Beschwerden am stärksten? Strahlen sie aus?*
- *Wie fühlen sich die Beschwerden an: eher brennend, juckend oder noch anders?*
- *Wodurch sind die Beschwerden eventuell zu beeinflussen: Wärme – Kälte, Kleidung, Reibung, Umhergehen …*
- *Gibt es Veränderungen in anderen Körperregionen, die begleitend zu den Vaginalbeschwerden aufgetreten sind? Wie ist Ihre seelische Verfassung?*

Adnexitis (Entzündung der Eierstöcke und Eileiter)

Begleitend zur homöopathischen Therapie können, nach Absprache mit der oder dem behandelnden Ärztin oder Arzt, Enzyme zum Einsatz kommen. Diese unterstützen den Abbau der entzündlichen Gewebsveränderungen und wirken etwas schmerzlindernd, so zum Beispiel Anyflazym®, Bromelain POS Tabletten®, Traumanase N Tabletten®.

Entzündungshemmend und wohltuend wirken warme Bäder mit Moor-Schwefel-Pulver, zum Beispiel in Leucona Moor®.

Überhaupt sollte auf örtliche Wärme (Wärmflasche, warme Unterwäsche), sowie körperliche Schonung geachtet werden. Gute Durchwärmung des Unterbauches ist auch durch Einreibungen mit Kupfersalbe rot® zu erreichen.

… der Weg zu den Globuli

Um das wirksame homöopathische Mittel zu finden und dadurch möglichst Antibiotika-Gaben vermeiden zu können, sind Ihre Angaben unerlässlich:

- *Sehen Sie einen Anlass zum Auftreten der Entzündung in körperlicher oder auch in seelischer Hinsicht?*
- *Wie empfinden sie die Schmerzen: wund, krampfartig, ziehend, drückend oder noch ganz anders?*
- *Wo sind die Schmerzen am stärksten zu spüren, strahlen sie aus?*
- *Haben Ihre Körperhaltung oder -lage einen Einfluss auf die Schmerzen?*
- *Fallen Ihnen sonst noch Veränderungen an sich auf? Was können Sie essen oder trinken; sind zum Beispiel Stuhlgang und Wasserlassen auch beeinträchtigt?*
- *Wie ist der psychische Zustand durch die Schmerzen verändert?*

Zyklusstörung

Die weiblichen Organe – Eierstöcke, Gebärmutter, Brustdrüsen – sind charakterisiert durch hormonell gesteuerte Auf- und Abbauvorgänge in rhythmischem Ablauf. Deutlich wird dies unter anderem am monatlichen Zyklus der Menstruation: Nach der so genannten Proliferationsphase, in der die Gebärmutterschleimhaut aufgebaut wird, folgt die Sekretionsphase, jetzt wird die Schleimhaut drüsenähnlich umgebaut und damit vorbereitet für das mögliche Einnisten einer befruchteten Eizelle. Bleibt dies aus, erfolgt der Abbau der Schleimhaut, dann löst sie sich ab und wird ausgeschieden.

Dieser monatliche Rhythmus kann gestört sein. Alle drei Phasen können verkürzt oder verlängert sein, so dass die Blutung zu oft oder zu selten auftritt; die Blutung kann schmerzhaft oder zu stark sein.

Bei Störungen der Regelblutung sollte immer eine ärztliche Untersuchung vor der Einnahme von Medikamenten, egal welcher Art, stehen.

Blutungsunregelmäßigkeit

Die Rhythmisierung des weiblichen Zyklus ist eine der Hauptwirkungen des Frauenmantels, ebenso die Milderung zu starker oder zu lang dauernder Blutungen, wirksam ist er auch bei Zwischenblutungen. Die Einnahme erfolgt am besten als Alchemilla-Urtinktur (bewährt von Alcea) oder als Teezubereitung.

Auch Mönchspfeffer (Vitex agnus castus) ist für diese Indikation geeignet. Er soll ausgleichend auf die Prolaktion-Sekretion wirken und Einfluss auf die Katecholamin-Ausschüttung haben. Im Handel erhältlich neben anderen als Angolyt®-Tropfen, wobei sich in der Praxis die Tropfen als wirksamer erweisen als ebenfalls erhältliche Dragees oder Tabletten. Aus fünf Komponenten setzt sich Menodoron®-Lösung zusammen, die in ihrer Gesamtheit regulierend auf die monatlich rhythmisch ablaufenden physiologischen Auf- und Abbauprozesse des weiblichen Genitals wirken: Majoran, Eichenrinde, Hirtentäschel, Schafgarbe und Brennnessel.

Die Präparate werden regelmäßig mindestens über drei bis sechs Monate eingenommen, um ihre zyklusregulierende Wirkung zu erzielen.

Schmerzen bei der Periode

Daneben weiß man von ihrer krampflindernden Wirkung, was sie auch geeignet zur Verwendung bei **Dysmenorrhoen** (Schmerzen bei der Periode) macht. Krampfartigen Schmerzen kann zuverlässig mit **Ammi visnaga comp.**® Zäpfchen, die rektal anzuwenden sind, begegnet werden; sie enthalten Extrakte aus der Ammeifrucht, die spasmolytisch auf die glatte Muskulatur, aus der auch die Gebärmutter besteht, wirken. Die Schmerzlinderung wird sinnvoll unterstützt durch Belladonna und Nicotiana.

Leichtere Formen krampfartiger Beschwerden sprechen oft auf die Gabe von **Magnesium** an, das als Tabletten (Magnesiocard®-Tabletten), als Brausetabletten (Magnesium Verla®-Brause) oder Granulat (Magnesium diasporal®-Granulat) im Handel ist.

Viele Frauen schätzen bei Menstruationsbeschwerden die entspannende Wirkung warmer Vollbäder, der Badezusatz Solum uliginosum comp®, auch Lavendel- oder Melissenbadeöle unterstützen diese Wirkung.

Krampflösend und durchwärmend wirken Einreibungen mit Kupfersalbe rot®. Sie können Frauen helfen, die ihre Regel unter starken Krämpfen, eventuell nachts bekommen, manchmal mit Darmbeschwerden und Stuhldrang.

Die beruhigenden ätherischen Öle des Lavendel können bei Krämpfen, Verspannungen und Blähungen mit Oleum aether. Lavandulae 10 Prozent® als ölige Einreibung oder als Wickel genutzt werden. In diesem Sinn wirkt auch das Melissenöl von Wala durch Anregung der Wärmeorganisation lindernd bei Bauchkrämpfen und Blähungen.

Ein wichtiger Inhaltsstoff von Sauerklee, die Oxalsäure, regt Stoffwechselprozesse an, löst Stauungen im Gewebe und wirkt Verkrampfungen entgegen; verfügbar als Oxalis 30 Prozent Salbe®.

Körperliche Aktivität und Bewegung helfen manchen Frauen, die Beschwerden zu lindern. In Frage kommen vor allem Sportarten, bei denen keine Erschütterungen entstehen, wie Spaziergänge, Schwimmen, Aqua-Jogging, Walking, eventuell Radfahren oder Skilanglauf, auch Bauchtanz oder Kreis- und Reigentänze können wirksame „Therapien" sein. Entspannung kann durch die Feldenkrais-Methode®, Qigong oder Tai Chi bewirkt werden.

Frauen mit Periodenschmerzen sollten auf Kaffee, Schwarztee und Cola verzichten; man macht deren gefäßverengende Wirkung für eine Schmerzsteigerung verantwortlich.

… der Weg zu den Globuli

Bei Störungen der weiblichen Rhythmen kann die Homöopathie besonders gut ausgleichend wirken. Welche Arznei hilft, kommt auf das individuelle Beschwerdebild jeder Frau an:
- *Wann beginnen die Schmerzen, vor oder während der Blutung?*
- *Wo sind sie am schlimmsten, strahlen sie irgendwo hin aus?*
- *Wie fühlen sie sich an: krampfartig, ziehend, stechend, dumpf oder noch anders?*

- *Gibt es Schmerzen auch an anderen Körperregionen, Kopf, Brust ...?*
- *Wodurch sind die Schmerzen beeinflussbar: Temperatur, Tätigkeiten, Ärger, Streit, Überlastung ...?*
- *Wie stellt sich das Blutungsmuster dar?*
- *Fließt das Blut leicht, gibt es Klumpen, welchen Rot-Ton hat das Blut?*
- *Wie lange bestehen die Periodenbeschwerden schon?*

Mastodynie
(Schmerzen und Spannungsgefühle in den Brüsten)

Vor der Anwendung von Medikamenten muss die ärztliche Untersuchung und diagnostische Beurteilung (zum Beispiel mit Ultraschall), v.a. zum Karzinom-Ausschluss, erfolgen.

Mit einfacher Mastodynie werden Beschwerden in den Brüsten bezeichnet, die circa ab Zyklusmitte, also mit dem Eisprung eintreten und spätestens nach Abklingen der Periode wieder verschwunden sind. Vergrößerung der Brüste, Schweregefühl, Schmerzen bei Berührung und/oder Erschütterung, auch knotige Verdichtungen können auftreten. Der hormonelle Hintergrund dieser Veränderungen liegt in einer relativen Östrogendominanz bei zu niedrigen Gelbkörperhormonspiegeln in dieser Zyklusphase.

Deswegen können auch hier die oben erwähnten Keuschlamm- bzw. Mönchspfefferpräparate wie zum Beispiel Agnolyt®-Tropfen Linderung bringen, sie müssen jedoch regelmäßig über drei bis sechs Monate eingenommen werden. Ebenso kann der hormonell ausgleichend wirkende Frauenmantel eingesetzt werden: Alchemilla Urtinktur (Alcea). Eine ➡ Teemischung, deren Bestandteile ähnlich dem Gelbkörperhormon und psychisch ausgleichend wirken kann, hilfreich sein.

Die abendliche Einreibung der Brüste mit einer Salbe aus Alchemilla und Conium, ergänzt mit Lavendel- und Rosenöl, wird empfohlen. Als lokale

Behandlungen haben sich außerdem bewährt: Amygdale amara 15-Prozent Salbe (Bittermandelextrakt) und Berberis/Mercurialis perennis®-Salbe. Außerdem erscheint auch für diese Beschwerden aus oben genannten Gründen der Verzicht auf Kaffee, Schwarztee und Cola sowie Nikotin sinnvoll. Die Brüste danken das Tragen eines gut passenden, bequemen BHs ohne Bügel.

... der Weg zu den Globuli

Für die Entscheidung, welches homöopathische Mittel gegeben werden soll, sind Ihre Beobachtungen wichtig:
- *Wann beginnen die Beschwerden? Zum Beispiel vor, während oder nach der Periode und zu welchen Tageszeiten?*
- *Welcher Art ist der Schmerz, drückend, ziehend, stechend etc.?*
- *Wo sind die Beschwerden am schlimmsten? Strahlen sie aus?*
- *Welche Veränderungen treten sonst noch auf?*
- *Welche Haltung, Tätigkeit, Lage ist besonders lästig bzw. günstig?*
- *Womit können Sie die Beschwerden beeinflussen, zum Beispiel Wärme/Kälte, Druck etc.?*
- *Wie ist Ihre seelische Verfassung während dieser Beschwerden verändert?*

Milchstau und Brustentzündung

Das Stillen ist eine Sache von Angebot und Nachfrage. Manchmal haben Mütter vorübergehend zu viel Milch, wenn dieses Gleichgewicht durcheinander gerät. Die Brüste sind dann sehr prall und die Brustwarzen gedehnt, das Kind kann sie schlechter mit dem Mund fassen. Weil das Kind die Brust nicht leert, verschlimmert sich das Problem. Es kommt auch vor, dass sich ein Milchgang verstopft. Die Brust fühlt sich dann in einem bestimmten Teil knotig oder insgesamt hart an. Derart pralle und gespannte Brüste sind nicht nur sehr schmerzhaft, die gestauten Bezirke können sich auch leicht entzünden, erkennbar an den klassischen

Entzündungszeichen Schwellung, Schmerz, Rötung und Überwärmung. Um dem vorzubeugen, sollte unverzüglich mit der Behandlung begonnen werden.

Am besten legt man das Kind so oft wie möglich an und drückt zwischendurch etwas Milch aus, bis die Brust nicht mehr allzu voll ist. Warme Umschläge, zum Beispiel mit Bockshornkleesamen – ein warmer Waschlappen tut es zunächst auch – oder ➡ aufsteigende Armbäder fördern die Durchblutung und regen so den Milchfluss an. Kalte Kompressen, am besten mit Quark (siehe ➡ Quarkwickel) oder Retterspitz äußerlich® zwischen den Stillmahlzeiten lindern den Schmerz. Regelmäßige sanfte Brustmassagen sorgen ebenfalls für Abhilfe.

Unabdingbar ist, einen festen BH zu tragen, der so straff es eben die Schmerzen zulassen sitzt und auch nachts anbehalten werden sollte. Bei einer Brustentzündung kann man sich auch die entzündungshemmende und abschwellende Wirkung der Enzyme zunutze machen, enthalten zum Beispiel in Bromelain POS®-Tabletten oder Traumanase N®-Tabletten.

Führen diese Maßnahmen nicht nach einem Tag zum Erfolg, müssen Sie Ihre Ärztin oder Ihren Arzt aufsuchen, da ein Milchstau schnell zu einer Brustentzündung (Mastitis) mit Fieber oder in seltenen Fällen auch zu einer Eiteransammlung (Abszess) führen kann, denn die Milch bietet optimale Wachstumsbedingungen für Bakterien.

Jede Brustentzündung, ob im Rahmen des Stillens oder außerhalb, ist eine sehr ernste Erkrankung, die unerwartet schnell dramatische Ausmaße annehmen kann, die deswegen nicht unterschätzt werden darf und unbedingt in die Hand einer Ärztin oder eines Arztes gehört.

… der Weg zu den Globuli

Für die homöopathische Behandlung ist es wichtig zu wissen:
- *Welche Brust betroffen ist und an welcher Stelle.*
- *Welche Entzündungszeichen und/oder Verhärtungen vorliegen.*

- *Wodurch die Beschwerden zu lindern sind oder sich verschlechtern.*
- *Was sonst noch verändert ist: zum Beispiel Hunger oder Durst, Wärmehaushalt, Energielage, Stimmung?*
- *Welchen Belastungen, seelischer oder körperlicher Art die Stillende ausgesetzt ist.*

Klimakterium

Die Wechseljahre sind keine Krankheit, sondern eine Lebensphase.

Wir Frauen „wechseln" unser ganzes Leben: Vom Kindsein in die Pubertät, in eine mögliche Schwangerschaft, Geburt und Mutterschaft, und dann geben uns die „Wechsel-Jahre" die Chance zu weiterer Veränderung. Diese Zeit umfasst den Übergang von der fruchtbaren Phase in einen neuen Lebensabschnitt, der mehr Freiheit gewährt, da er nicht mehr von der körperlichen Fruchtbarkeit mit all der Verantwortung, die diese mit sich bringt, geprägt ist. Diese Lebensphase kann der Selbstbestimmung und Reifung, der Lebenssinnfindung gewidmet sein.

Interkulturell und gesellschaftlich werden unterschiedliche Erlebensweisen beobachtet. Man schätzt, dass bis zu 60 Prozent der westlichen Frauen diese Phase ohne Einschränkung ihrer Befindlichkeit durchleben (in asiatischen Ländern übrigens fast alle!), etwa 30 Prozent klagen über geringe bis mittlere Beschwerden, nur 10 Prozent sind in ihrer Lebensqualität so eingeschränkt, dass eine Behandlung erforderlich werden kann.

Für die meisten Frauen fällt der körperliche Übergang mit wichtigen Veränderungen in ihrem familiären und sozialen oder beruflichem Umfeld zusammen, was an sich oft erhebliche Aufmerksamkeit und Änderung verlangt.

Ähnlich wie junge Mädchen über Jahre hinweg in ihre Fruchtbarkeit hineinwachsen, ist die Frau in den Wechseljahren damit beschäftigt, sich von der körperlichen Fruchtbarkeit wieder zu verabschieden.

Man kann sich das Zusammenspiel der Hormone wie ein Orchester vorstellen. Die verschiedenen Hormone – Hauptbildungsort sind die Eierstöcke – stellen die Instrumente dar, Dirigentin ist die Hirnanhangdrüse. Gegen Ende der fruchtbaren Phase folgen die einzelnen Instrumente der Dirigentin nicht mehr, was diese zu höheren „Ausschlägen" veranlasst, (im Blut meist nachzuweisen durch erhöhte FSH-Spiegel). Zunächst produzieren die Eierstöcke weniger Progesteron, wodurch sich zum Beispiel stärkere und unregelmäßiger auftretende Blutungen oder auch vermehrte Wassereinlagerungen erklären lassen. Im Laufe der Zeit lässt die Östrogenbildung nach, mögliche Folgen können Hitzewallungen und Schlafstörungen sein, manche Frauen bemerken, dass die Schleimhäute trockener werden. So sind viele der Wechseljahresbeschwerden auf hormonelle Schwankungen zurückzuführen, die durchlebt werden, bis sich das neue hormonelle Gleichgewicht eingependelt hat. Es entsteht dabei keinesfalls eine Hormonmangelsituation, der Östrogenspiegel nach der Menopause entspricht ungefähr dem der ersten Zyklushälfte.

Es ist prinzipiell nicht nötig, den körperlichen und/oder seelischen Veränderungen in dieser Zeit mit Hormoneinnahmen künstlich entgegenzuwirken.

In vielen Fällen kann allein mit homöopathischen Arzneien diesen Beschwerden begegnet werden. Daneben können Pflanzenstoffe Linderung bringen, deren Gehalt an Isoflavonen für die Wirkung verantwortlich sein soll. In klinischen Studien konnte eine signifikante Besserung von Hitzewallungen, Schweißausbrüchen, Schlafstörungen und Stimmungslabilität, sowie eine Verbesserung der Knochendichte nachgewiesen werden. Bedeutung aus der Pflanzenheilkunde bei klimakterischen Beschwerden haben Extrakte aus dem Cimicifugawurzelstock gewonnen. Im Handel sind viele Präparate u.a. Cefakliman®mono Lösung oder Kapseln, Remifemin®-Lösung oder Dragees. Isoflavone kommen auch in Sojaprodukten vor; erhältlich sind unübersehbar viele Präparate (Orthomol femin Kapseln® zum Beispiel enthalten außer Soja noch bestimmte Vitamine und Mineralien). Vorsicht geboten ist allerdings bei Myomen, hochdosierte Sojaeinnahme kann deren Wachstum fördern. Andere Arten von Phytoöstrogenen finden sich im Rotklee, unter anderem als Menoflavon Kapseln® auf dem Markt, und auch in der Rhapontik-Rhabarberwurzel, als Phytoestrol N Tabletten® erhältlich. Während man diesen Stoffen eine eher östrogenähnliche Wirkung zuschreibt, sollen in der Yamswurzel eher progesteronähnlich wirkende Substanzen enthalten sein, als 3-prozentige Creme, die auf die Haut aufgetragen wird, in Apotheken herzustellen. Die Gelbkörperhormonbildung stimulieren soll der Frauenmantel, als Alchemilla-Urtinkur, zum Beispiel von Alcea; er wirkt aber auch insgesamt hormonell ausgleichend, in diesem Sinne wirkt auch Mönchspfeffer, zum Beispiel in Agnolyt Tropfen®. Östrogenisierende Eigenschaften werden Erzengelwurz (Angelica archangelica Alcae) zugeschrieben. Als Wurzeltee soll sie auch die Nerven stärken.

Falls Sie in homöopathischer Behandlung sind, besprechen Sie solche Einnahmen unbedingt mit Ihrer Ärztin oder Ihrem Arzt, damit die Klarheit Ihrer eigenen Symptome gewährleistet bleibt.

Es wird dringend geraten, immer nur eines dieser Präparate, nicht mehrere gleichzeitig, einzunehmen, da im Moment noch nichts über Summationseffekte und/oder Wechselwirkungen bekannt ist, was aber bei der eindeutigen Wirksamkeit der Substanzen angenommen werden muss.

Empfehlenswert ist Vollwertkost, die reich an „Pflanzenhormonen" ist; Anregungen dazu finden sich in dem Buch von Dr. Kleine-Gunk, „Phytoöstrogene" im Haug-Verlag. So fanden Pflanzenforscher heraus, dass im Granatapfelsamen reines Östron enthalten ist, was mit dem menschlichen identisch sein soll. Der Granatapfel gilt ja wegen der vielen Samen als Symbol der Fruchtbarkeit und ewigen Jugend.

Auf die Herkunft der Lebensmittel und Nahrungsergänzungsstoffe muss unbedingt geachtet werden, zum einen wegen möglicher Schadstoffrückstände, zum anderen wegen eventueller Genveränderungen an den Zutaten.

Empfohlen werden auch Teezubereitungen aus Frauenmantel, Baldrianwurzel, Schwarzer Johannisbeere, Johanniskraut, Melisse, Hopfen, Passionsblume, Walnussblättern, Weißdorn. Geeignete Fertigmischungen sind in Reformhäusern und Apotheken verfügbar. Zwei Teemischungen zum Selbermachen, die bei Wechseljahresbeschwerden Linderung bringen können, sind im Anhang aufgeführt.

Depressive Verstimmungen lassen sich mit dem auf die Psyche wirkenden Johanniskraut behandeln; neben vielen anderen Handelspräparaten erhältlich als Neuro-vegetalin®-Tropfen oder Dragees, Hyperforat®-Tropfen oder Dragees.

Bei Erschöpfungszuständen lohnt der Versuch mit morgendlichen Rosmarinfußbädern; bei Unruhezuständen wirken Lavendelbäder wohltuend (zum Beispiel von Dr. Hauschka oder Weleda).

Eine der ältesten abendländischen Heilpflanze ist der Salbei, neben vielen anderen Wirkungen – zum Beispiel der Entzündungshemmung und Schmerzlinderung bei Halsinfekten – kann man in den Wechseljahren seine schweißhemmende Wirkung nutzen. Salbei stärkt die Nerven und lindert die Schweiße. So zum Beispiel als Tee, 1 – 2 Tassen, lauwarm über den Tag getrunken. Genauso lindert die Salvia Urtinktur (Alcea) die Schweißneigung, den Temperaturhaushalt ausgleichend und erfrischend wirkt ein Salbeibad® (Dr. Hauschka).

Bei Nervosität und Schlafstörungen können Hafertropfen helfen (Avena sativa Urtinktur von Alcea). Das Passiflora Nerventonikum® (Wala) fördert am Abend die Schlafbereitschaft. Eine ausgeglichene Tagesgestaltung mit einem ruhigen Abschluss, zum Beispiel Spaziergänge, tragen das ihre dazu bei.

Über die Besserung von Befindlichkeitsstörungen – wie Schwächegefühl, Antriebsmangel und Müdigkeit, Herzklopfen ohne organischen Befund, Kopf-, Muskel- und Gelenkschmerzen, Reizbarkeit – durch Bienenprodukte liegen Studien vor. Die Linderung von Blasenschwäche wird damit erklärt, dass die Bienenprodukte in die Grundregulation der Blasenentleerung über das Hormonsystem eingreifen sollen. Sogar über Verbesserungen des Hautbildes wird berichtet. Zu beziehen ist ein solches Produkt unter anderem als API-Complex Trinkampullen als ein zusammengesetztes Präparat aus Honig, Pollen und Gelee Royale, ergänzt durch Sanddornmark und Weizenkeimextrakt über die Imkerei Bröker in Egglham.

Körperlich aktive Frauen haben weniger Wechseljahrsbeschwerden, weil durch die Kreislaufregulation die Durchblutung optimiert wird. Regelmäßige und mäßige Bewegung, zum Beispiel durch Wandern und Schwimmen können vegetative Beschwerden, wie Schwindel, Hitzewallungen, nervöse Unruhe überwinden helfen. Auch Saunagänge sind in diesem Sinne wirksam. Regelmäßig betriebener Ausgleichssport und übende Verfahren wie autogenes Training, progressive Muskelrelaxation, Bauchtanz oder meditative Tänze, Luna-Yoga und Qigong sind in vielerlei Hinsicht sinnvolle Therapiemaßnahmen.

... der Weg zu den Globuli

So individuell wie das Erleben der eigenen Wechseljahre für die einzelne Frau ist, so individuell ist auch die Auswahl des homöopathischen Arzneimittels. Deswegen sind Ihre persönlichen Angaben so wichtig:

- *Welche Beschwerden stehen im Vordergrund, worunter leiden Sie am meisten, auf welchen Ebenen fühlen Sie sich beeinträchtigt?*
- *Wie sind die Beschwerden genau und wann können sie auftreten, unter welchen Umständen, eher tags oder nachts?*
- *Wovon können die Beschwerden begleitet sein, wodurch sind sie beeinflussbar?*
- *Wann und woran haben Sie zum ersten Mal bemerkt, dass sich etwas verändert?*
- *Wie sind Ihre persönlichen und gegebenenfalls beruflichen Umstände in dieser Zeit?*

Osteoporose

Betrachten wir einen Knochen, so erscheint er uns fest und unveränderlich, ist doch das Skelett das stabilste Gewebe unseres Bewegungsapparates. Knochen sind jedoch keine starre Substanz. Wie alle Gewebe im Körper ist auch das Knochengewebe eine lebendige Verbindung von Zellen. Der Knochen ist entgegen allgemeiner Einschätzung ein ausgesprochen stoffwechselaktives Organ. Von Geburt an findet ein ständiger Umbau statt – bei gesunden Menschen stehen Knochenaufbau und -abbau in einem bestimmten Verhältnis zueinander. Übersteigt die Abbaugeschwindigkeit ein bestimmtes Maß, so wird der Knochen im Laufe der Jahre „poröser", verliert an Festigkeit, die Wabenstruktur wird gröber, die Knochendichte nimmt ab. Osteoporose ist also eine Krankheit, bei der das Gleichgewicht zwischen Auf- und Abbau der Knochenmasse gestört ist. Nun bedeutet Knochensubstanzverlust nicht gleich Knochenbrüchigkeit, Knochendichte ist nur ein Faktor für Bruchgefährdung; es kommt auch auf die Funktionsfähigkeit und den „Trainingszustand" der anderen Gewebe unseres Bewegungsapparates an: Muskeln, Sehnen, Bänder, Gelenke. Auch Geschicklichkeit und Achtsamkeit spielen eine Rolle, ob es in einer Verletzungssituation wirklich zum Knochenbruch kommt. Bis etwa zum 30. Lebensjahr hat der Mensch seine maximale Knochenmasse aufgebaut. Nach einigen Jahren Gleichgewicht zwischen Auf- und Abbau beginnt Mitte der 40er ein ständiger langsamer Verlust an Knochenmasse – ein ganz normaler Prozess. Das allein ist kein Grund zur Besorgnis. Problematisch kann es dann werden, wenn der Abbau von Knochenmasse verstärkt wird.

Entwicklung und Aufbau der Knochenmasse unterliegen strikter genetischer Kontrolle, das heißt, die familiäre Veranlagung spielt bei der Entstehung von Osteoporose eine große Rolle. Man glaubt auch zu wissen, dass besonders schlanke, blonde Frauen häufiger von Osteoporose betroffen seien.

Trotzdem: Je mehr der Bewegungsapparat beansprucht wird, desto mehr Knochensubstanz wird aufgebaut. Deswegen ist es so wichtig, schon Kinder und Jugendliche zu viel Bewegung anzuhalten. Eine Säule der Knochengesundheit ist also die Bewegung und zwar vor allem mit Belastung in vertikaler Richtung, das heißt mit Gewichtsbelastung auf den Knochen, wie Laufen, Seilspringen, Tanzen, Trampolinspringen …

Ein weiterer unverzichtbarer Faktor ist Sonnenlicht zur Bildung des Vitamin D, das der Körper zum Einbau der Mineralien in den Knochen braucht. Mindestens 30 Minuten pro Tag sollten wir uns im Feien aufhalten, natürlich am besten in Bewegung.

In den Knochen sind unsere größten Vorräte an Mineralien und Spurenelementen gespeichert. Diese liegen in einem ganz bestimmten Gleichgewicht zueinander vor. Damit diese Balance gehalten werden kann, ist es erforderlich, auf ausgewogene Ernährung zu achten. Calcium- und Magnesium fördern den Knochenaufbau – Phosphat hungert die Knochen eher aus. Als günstig gelten frische, naturbelassene vollwertige Lebensmittel, grüne Blattgemüse, Hülsenfrüchte, Keimlinge, Sauermilchprodukte, Mineralwässer, an Fetten sollten Oliven- und Kernöle bevorzugt werden. Darüber hinaus ist für die Resorptionsfähigkeit eine gesunde Darmflora wichtig.

Meiden sollte man Zucker, Weißmehlprodukte, rote Fleisch- und Wurstwaren, Schmelzkäse, tierische und gehärtete Fette, Kaffee, Cola, Alkohol, Nikotin.

Reduktionsdiäten, einseitige Ernährung und Übersäuerung des Körpers wirken sich belastend auf den Knochenstoffwechsel aus.

So komisch es klingen mag, auch unsere psychische Ausgeglichenheit spiegelt sich in den Knochen wider, das heißt Ärger und Stress abzubauen tut den Knochen gut – und nicht nur denen.

Hormone – wie Östrogene, Gestagene, Testosteron – sind ebenfalls am Knochenstoffwechsel beteiligt. Im Vergleich zu den genannten Faktoren haben sie zwar untergeordnete Bedeutung, trotzdem können zum Beispiel eine sehr späte Menarche, lange Phasen ohne Periode oder sehr frühes Eintreten der Wechseljahre ins Gewicht fallen.

Bestimmte Erkrankungen (zum Beispiel Rheuma, Leber- oder Nierenkrankheiten, Schilddrüsenüberfunktion) – überhaupt lange Bettlägerigkeit und die Einnahme von Medikamenten (zum Beispiel Cortison, Blutverdünnungsmedikamente, Antiepileptika, Schilddrüsenhormone, Tetracycline, Abführmittel ...) begünstigen das Entstehen einer Osteoporose. Schwermetalle wie etwa Blei und Cadmium stören den Knochenaufbau.

Rechtzeitige Diagnosestellung

Die Abklärung einer Osteoporose umfasst neben der Erhebung der Krankengeschichte auch die Feststellung der Knochensubstanzdichte. Mit der Knochenultrasonometrie kann unkompliziert und ohne Strahlenbelastung eine Einschätzung des aktuellen Knochenbruchrisikos vorgenommen werden; als weiterführende Untersuchung dient die Röntgenabsorptionsmessung DXA. Die Ermittlung bestimmter Werte aus Blut und Urin können Hinweise auf ein gestörtes Gleichgewicht von Knochenauf- und -abbau geben, sie dienen vor allem als Verlaufparameter bei der Behandlung.

Neben den genannten Punkten wie Bewegung im Freien, basenreiche Ernährung und Psychohygiene wird man in Fällen eines behandlungsbedürftigen Befundes Mineralstoffe, Vitamin D und Spurenelemente empfehlen. Aus Untersuchungen geht hervor, dass Pflanzen„hormone", wie Cimicifuga, besonders Soja (zum Beispiel Ortho expert nutri osteo®), Rotklee, Hopfen, Mönchspfeffer oder Angelika- und Yamswurzel sich günstig auf den Knochenaufbau auswirken, solche Präparate können neben einer homöopathischen Behandlung eingesetzt werden. Es sollte jedoch immer nur eine Substanz verwendet werden, da über Interaktionen dieser Präparate im Moment noch zu wenig bekannt ist. Bei manifester Osteoporose können so genannte selektive Östrogenrezeptor-Modulatoren sowie Bisphosphonate zur Behandlung eingesetzt werden. In solchen Fällen rät man auch in der häuslichen Umgebung auf rutschsichere Beläge, Haltegriffe, gute Beleuchtung und Vermeidung von Stolperfallen zu achten, um Stürze zu vermeiden.

Bei der Osteoporose ist Vorbeugung besonders wichtig, da die Erkrankung nur im frühen Stadium wirklich heilbar ist und trotz wirksamer Behandlungen und Medikamente abgebauter Knochen nur sehr mühsam wieder aufgebaut werden kann.

... der Weg zu den Gobuli

Zur Auffindung eines homöopathischen Einzelmittels sind die Symptome der Osteoporose meist zu wenig individualisierbar; besonders im Frühstadium, der sogenannten Osteopenie, die noch keine Beschwerden macht. Ist die Diagnose bekannt, wird Ihre homöopathische Ärztin oder Arzt anhand der Symptome aus den anderen Bereichen die Wahl des Arzneimittels treffen, wobei idealerweise ein Bezug zum verstärkten Knochenabbau bestehen sollte.

Service 3

Prozeduren und Rezepte

Wickel und Packungen

→ Wadenwickel

Wadenwickel sind eine einfache und wirksame Möglichkeit, ohne schulmedizinische oder homöopathische Medikamente Fieber um bis zu 1° C zu senken. Die wichtige Voraussetzung ist, dass das Kind im Fieber am ganzen Körper warm ist, vor allem auch an den Beinen und nicht fröstelt.

Sie brauchen:
- 2 Leinentücher (zum Beispiel Geschirr oder Küchentücher)
- 1 (Woll-)Decke
- 1 wasserdichte Unterlage (Liegelind) bzw. Frotteetuch als Unterlage
- 1 Schüssel mit Wasser. Die Temperatur sollte höchstens 5 – 10° C unter der Fiebertemperatur liegen, je kleiner das Kind, umso weniger kalt das Wasser.

So wird's gemacht:
- Die Leinentücher in das Wasser tauchen und nur so weit auswringen, dass sie gerade nicht mehr tropfen.
- Die Tücher von den Fußgelenken aus straff und möglichst faltenfrei aufwärts um die Waden wickeln.
- Mit der Wolldecke bis zu den Knien abdecken.
- Nach 10 bis 20 Minuten entfernen, bevor die Wickel trocken und warm werden.

Wichtig:
- Das Kind darf während der ganzen Prozedur nicht frieren und muss ausreichend trinken.

➜ Halswickel

Wir unterscheiden in der Anwendung Wärme erzeugende von Wärme entziehenden Halswickeln – erstere kommen zur Anwendung, wenn der Patient bei Halsentzündungen warme Getränke als angenehm empfindet, letztere, wenn dies für kalte Getränke gilt.

Sie brauchen:

- 1 Leinentuch (Geschirr/Küchentuch)
- 1 (Woll- oder Seiden-)Schal
- 1 Schüssel mit Wasser. Temperatur entweder etwas über oder etwas unter Körpertemperatur, siehe oben

So wird's gemacht:

- Das Leinentuch wird einmal längs gefaltet und in das Wasser getaucht.
- Auswringen, bis es gerade nicht mehr tropft.
- Das Tuch um den Hals des Patienten legen und mit dem Schal umwickeln.
- Entfernen nach 30 bis 90 Minuten, auf jeden Fall, bevor der Wickel trocken wird.

➜ Quarkwickel bei Brustentzündung

- Zimmertemperatur-warmen Quark mit 1 Esslöffel Calendula-Essenz ½ cm-dick auf ein dünnes Tuch streichen.
- Ränder des Tuches einschlagen.
- Kompresse auf die entzündete Stelle auflegen.
- Mit 2 Lagen dickeren Tüchern abdecken.
- Mit einem Verband oder BH fixieren.
- Mindestens 20 Minuten einwirken lassen.

Quarkhalswickel

Der Quarkwickel wirkt bei Halsentzündung abschwellend und schmerzlindernd. Er sollte nicht bei frierenden Patienten angewendet werden.

Sie brauchen:

- 1 Leinentuch (Geschirr/Küchentuch)
- Speisequark
- 1 Schal

So wird's gemacht:

- Den Quark auf das mittlere Drittel des Leinentuches dünn auftragen (maximal 5 mm stark!), beim Einschlagen mit einer Lage Stoff bedecken.
- Den Wickel auf Zimmertemperatur erwärmen (zum Beispiel über Wasserdampf auf einem umgedrehten Topfdeckel).
- Mit der einlagigen Stoffseite vorne um den Hals legen.
- Mit dem Schal umwickeln.
- Entfernen, wenn der Quark eingetrocknet ist (1 bis 3 Stunden) oder die Haut unter dem Quark kalt wird.

Zwiebelwickel bei Ohrenschmerzen

Sie brauchen:

- 1 – 2 Küchenzwiebeln
- 1 Leinensäckchen/Baumwollsocke
- 1 Nudelholz
- 1 Stirnband
- 1 Wärmflasche

So wird's gemacht:

- Die Zwiebel(n) in kleine Stücke hacken.
- Die Stücke in das Säckchen/die Socke füllen.
- Mit dem Nudelholz nochmals zerquetschen.
- Das Säckchen/die Socke auf das betroffene Ohr legen und mit dem Stirnband fixieren.
- Eine Wärmflasche auflegen.

➡ Bienenwachsbrustwickel

Der Bienenwachswickel ist bei Husten jedweder Art angezeigt – er wirkt Hustenreiz stillend und schleimlösend. Ein einmal hergestelltes Wachstuch lässt sich mehrfach verwenden.

Sie brauchen:
- 1 – 2 Bienenwachsplatten (Apotheke)
- Olivenöl
- 1 weiches Baumwolltuch in Brustgröße als Innentuch
- 1 Wolltuch als Außentuch
- 1 Kochtopf
- 1 Fön

So wird's gemacht:
- Den Boden des Kochtopfes mit Olivenöl bedecken.
- Die Wachsplatten darin schmelzen lassen.
- Das Innentuch in das Wachs tauchen und auf einer Unterlage trocknen lassen. (Gegebenenfalls mit einem Messer das Wachs gleichmäßig verteilen.)
- Mit dem Fön erwärmen und auf die Brust des Patienten dicht anlegen. (Vorsicht: Temperatur vorher sorgfältig überprüfen!)
- Das Wolltuch fest um die Brust wickeln.
- Der Wickel kann die ganze Nacht lang liegen bleiben, er kann eventuell noch einmal warmgeföhnt werden.

➡ Warme Packungen

Sie brauchen:
- 1 Heusack (erhältlich in Apotheken oder Sanitätshäusern) oder
- 1 Leinentuch
- 1 großes Wolltuch oder Decke
- Eventuell eine Wärmflasche

So wird's gemacht:
- Heusack erhitzen (im Backofen) oder
- Leinentuch in heißes (nicht kochendes!) Wasser tauchen.
- Auswringen und Temperatur an Wange oder Unterarminnenseite kontrollieren, damit keine Verbrühung auftritt.
- Tuch auf die Größe der abzudeckenden Körperregion falten und vorsichtig auflegen.
- Mit Wolltuch fest abdecken oder umwickeln.
- Auf die feuchtwarme Packung eventuell noch eine ähnlich warme/heiße Wärmflasche legen und diese zusammen mit der Packung im großen Wolltusch oder in der Decke mit einpacken.
- Anwendungsdauer etwa 30 – 60 Minuten.

→ **Heiße Rolle**

Sie brauchen:
- 1 mittelgroßes Handtuch
- Heißes Wasser

So wird's gemacht:
- Handtuch im trockenen Zustand so zusammenrollen, dass auf der einen Seite ein Trichter entsteht.
- In diesen Trichter das heiße Wasser langsam einlaufen lassen, bis die äußere Schicht der Rolle feucht und warm wird. Der „Kern" der Rolle ist dabei wesentlich heißer als die äußere Lage.
- Die Rolle nun langsam auf der entsprechenden Körperregion „abrollen", dabei nur immer so viel des Handtuchs ausrollen, wie es die Temperatur zulässt. Wenn die äußere Schicht kühler wird, langsam bis zu den inneren, noch heißeren Schichten weiter abrollen. Die Haut sollte sich dabei durchaus röten, es darf jedoch kein Hitzeschmerz auftreten.

→ Senfauflagen

Die stark hautreizenden Senföle führen zu einer reflektorischen Steigerung der Durchblutung in den entsprechenden, „darunter liegenden" Schleimhäuten und lösen so eine deutlichere Steigerung der lokalen Abwehrmechanismen aus. Diese Anwendung ist besonders geeignet für schwelende oder schlechte Schleimhautprozesse, die nicht ausheilen, aber auch nicht mehr ganz frisch und akut sind.

Sie brauchen:
- 1 kleines Taschentuch oder Mull-Läppchen
- Senfmehl (gemahlene Senfkörner), erhältlich in Apotheken
- Eventuell zwei weitere Taschentücher (zum Abdecken der Umgebung)

So wird's gemacht:
- Je nach Größe der geplanten Auflage einen bis einige wenige Kaffeelöffel Senfmehl mit warmen Wasser zu einem nicht zu flüssigen Brei verrühren.
- Den Brei auf das Tuch geben, eventuell etwas ausstreichen.
- Das Tuch so zusammenfalten, dass an den Seiten kein Brei entweichen kann.
- Dieses Päckchen auf die entsprechende Stelle legen.
- **Vorsicht**: Die freiwerdenden Senföle haben eine eventuell starke hautreizende Wirkung. Es kann unter Umständen nach kurzer Zeit ein „Brennschmerz" auftreten, die Packung sollte dann kurz entfernt werden und kann nach Abklingen der Reizung erneut aufgelegt werden.
- **Vorsicht**: Wird die Senfauflage (zum Beispiel bei chronischen Nebenhöhlenproblemen) über den Nasennebenhöhlen aufgelegt, müssen die Augen mit einem nassen Waschlappen abgedeckt werden. Den Senfbrei nicht in die Augen bringen!

Ansteigendes Arm- oder Fußbad

Sie brauchen:

- 1 Badewanne, in der beide Unterarme beziehungsweise Füße nebeneinander Platz haben
- Heißes Wasser zum Nachfüllen
- Ein Wasserthermometer
- Warme Bekleidung für den jeweils nicht gebadeten Rest des Körpers als Schutz vor Auskühlung

So wird's gemacht:

- Das Wasser sollte anfangs beide auf dem Badenwannenboden gelegte Unterarme bedecken bzw. bis zu den Waden reichen.
- Beginnen Sie mit einer Wassertemperatur von ca. 35 Grad C.
- Durch langsames Zufließenlassen von heißem Wasser steigern Sie innerhalb von 10 – 15 Minuten die Wassertemperatur auf 39 – 40 Grad C.
- Anschließend am besten noch unter einer warmen Decke nachruhen.
- **Vorsicht**: Nicht anwenden bei fortgeschrittenen Stadien der arteriellen Durchblutungsstörung. Auch bei schwerer Form von Krampfadern sowie Lymphstauungen ist die Rücksprache mit Ihrem Arzt erforderlich.

Tees und Innerliches

⇒ Allgemeines zur Herstellung von Arzneitees

- Die vorgegebene Menge der zerkleinerten Droge (soweit nicht anders angegeben ca. 1 Esslöffel) wird mit 150 bis 200 ml kochenden Wassers übergossen und abgedeckt etwa 10 Minuten ziehen gelassen.
- Früchte, die ätherische Öle enthalten (Fenchel, Anis, Kümmel, Wacholder, …), müssen unmittelbar vor dem Übergießen mit kochendem Wasser zerquetscht oder zum Beispiel in einem Mörser zerstoßen werden.

⇒ Allgemeines zur Herstellung einer Abkochung

- Abkochungen werden in der Regel von Wurzel- oder Rindendrogen hergestellt.
- Die vorgegebene Menge der zerkleinerten Droge wird mit ca. 200 ml heißen Wassers übergossen und auf kleiner Flamme ca. 30 Minuten heiß gehalten/geköchelt.
- Danach durch ein Teesieb abseihen.

⇒ Allgemeines zur Herstellung eines Kaltauszuges

- Kaltauszüge werden vor allem von schleimhaltigen Drogen hergestellt, deren Inhaltsstoffe mit heißem Wasser „verkleistern" würden (wie bei Eibisch), oder die magenreizende Substanzen enthalten, die vor allem in heißem Wasser in Lösung gehen (wie bei Bärentraubenblättern).
- Die vorgegebene Menge der zerkleinerten Droge wird mit 150 bis 200 ml kalten Wassers mehrere Stunden bei Zimmertemperatur stehen gelassen (gelegentlich umrühren).
- Danach durch ein Teesieb/einen Teefilter abseihen.
- Vor dem Trinken den bereits abgeseihten Auszug einmal kurz aufkochen.

Schweißtreibender Tee I
- Holunderblüten   25,0 g
- Lindenblüten   25,0 g

Schweißtreibender Tee II
- Holunderblüten   30,0 g
- Lindenblüten   30,0 g
- Kamillenblüten   40,0 g

Hustentee (bei Krampf- und Keuchhusten)
- Thymian, geschnitten   40,0 g
- Sonnentaukraut, geschnitten   40,0 g
- Anisfrüchte, angestoßen   15,0 g
- Königskerzenblüten, geschnitten   5,0 g

Hustentropfen (bei Krampf- und Keuchhusten)
- Sonnentautinktur   5,0 g
- Flüssiger Thymianextrakt DAB 10   ad 20,0 g
- 20 – 30 Tropfen mehrmals täglich in Flüssigkeit einnehmen

Hustentee (schleimlösend) I
- Eibischwurzel, geschnitten   40,0 g
- Süßholzwurzel, geschnitten   20,0 g
- Huflattichblätter, geschnitten   20,0 g
- Königskerzenblüten, geschnitten   10,0 g
- Anisfrüchte, angestoßen   10,0 g

Hustentee (schleimlösend) II
- Süßholzwurzel, geschnitten   50,0 g
- Primelwurzeln, geschnitten   10,0 g
- Eibischwurzel, geschnitten   30,0 g
- Anisfrüchte, angestoßen   10,0 g

➡ Magentee

- Kamillenblüten, geschnitten — 25,0 g
- Condurangorinde, geschnitten — 25,0 g
- Kalmuswurzelstock, geschnitten — 25,0 g
- Melissenblätter, geschnitten — 15,0 g
- Orangenschale, geschnitten — 10,0 g

➡ Blähungstee I

- Anisfrüchte — 40,0 g
- Fenchelfrüchte — 40,0 g
- Kümmelfrüchte bzw. -samen — 40,0 g

vor dem Aufbrühen frisch anstoßen

➡ Blähungstee II (krampflösend)

- Kamillenblüten, geschnitten — 30,0 g
- Kümmelfrüchte, angestoßen — 20,0 g
- Fenchelfrüchte, angestoßen — 20,0 g
- Anisfrüchte, angestoßen — 20,0 g
- Orangenschale, geschnitten — 10,0 g

➡ Blasentee für Kinder (mit Bärentraube)

- Bärentraubenblätter, geschnitten — 20,0 g
- Goldrutenkraut, geschnitten — 20,0 g
- Birkenblätter, geschnitten — 20,0 g
- Orthosiphonblätter, geschnitten — 20,0 g
- Schwarze Johannisbeerblätter — 20,0 g

➡ Blasentee für Kinder (ohne Bärentraube)

- Gewürzsumachrinde, geschnitten — 30,0 g
- Orthosiphonblätter, geschnitten — 30,0 g
- Goldrutenkraut, geschnitten — 20,0 g
- Hauhechelwurzel, geschnitten — 15,0 g
- Pomeranzenschale, geschnitten — 5,0 g

➜ Blasentee für Erwachsene

Birkenblätter	20 g
Frauenmantelkraut	20 g
Goldrutenkraut	20 g
Pappelblätter	20 g
Schafgabenblüten	20 g

➜ Milchbildungstee
- 1 Teil einer Mischung aus Kümmelsamen, Anissamen und Fenchelsamen
- 1 Teil Hopfen
- 1 Teil Melissenblüten
- 1 Teil Holunderblüten
- 2 Teelöffel der Mischung mit ¼ l kochendem Wasser aufbrühen und über den Tag verteilt trinken.

➜ Teemischung I für die Wechseljahre
- 100 g Frauenmantelkraut
- mit je 50 g Hopfenzapfen, Salbei-, Walnuss- und Weißdornblätter mischen
- dazu je 30 g Lavendel- und Rosenblüten
- 1 Esslöffel der Mischung mit ca. 200 ml kochendem Wasser übergießen, zugedeckt ca. 10 min. ziehen lassen, 2 – 4 Tassen pro Tag trinken.

➜ Teemischung II für die Wechseljahre

- Frauenmantelkraut — 30 g
- Johanniskraut — 20 g
- Salbei — 20 g
- Ginseng — 20 g
- Kamille — 10 g
- Von dieser Mischung 1 Eßlöffel auf 2 Tassen kochendes Wasser, ca. 15 min. ziehen lassen, 2 – 4 Tassen pro Tag.

➜ Physiologische Kochsalzlösung
- 1/2 Liter Wasser aufkochen und
- 1 gestrichenen Teelöffel (Meer-)Salz darin auflösen
- abkühlen lassen

Wichtig: Diese Zubereitung darf maximal 24 Stunden verwendet werden, danach neu ansetzen!

➜ Hustensaft (schleimlösend)
- Süßholzdicksaft   10,0 g
- Pomeranzenschalentinktur   2,0 g
- Ammoniakalische Anislösung   5,0 g
- Himbeersirup (oder Zuckersirup)   ad 100,0 g
- bis zu 4-mal tgl. ein Teelöffel in Milch oder Tee gelöst

➜ Brechwurzelsirup
- Brechwurzeltinktur DAB 10   10,0 g
- Pomeranzenschalentinktur   1,0 g
- Zuckersirup   ad 100,0 g

➜ Kümmeltropfen
- Kümmelöl   2,0 g
- Baldrianöl-Tinktur   10,0 g
- Tinctura carminativa DAB 6   10,0 g

➜ Karottensuppe nach Moro
- 500 g geschälte Karotten in
- 1 Liter Wasser weich kochen (ca. 1 bis 1,5 Stunden)
- mit dem Mixer pürieren,
- mit abgekochtem Wasser wieder auf 1 Liter Gesamtmenge auffüllen
- 3 g Kochsalz (ca. 1 gestrichenen Teelöffel) zufügen

Cremes und Äußerliches

Wichtige Vorbemerkung: Alle hier aufgeführten Rezepte enthalten keine bzw. sehr wenig konservierende Zutaten – die fertigen Cremes sind von daher nur begrenzt haltbar und sollten kühl aufbewahrt werden!

➡ Hamamelissalbe (fettend)
- Hametum® Extrakt 5,0 g
- Panthenol-Creme ct® oder ratiopharm® ad 30,0 g

➡ Hamamelissalbe (feuchtigkeitsspendend)
- Hametum®-Extrakt 5,0 g
- Physiogel®-Creme ad 30,0 g

➡ Hamamelissalbe (mit Nachtkerzenöl)
- Hametum®-Extrakt 5,0 g
- Linola® Gamma Creme ad 30,0 g

➡ Kamillenöl/Oleum Chamomillae
- Ätherisches Kamillenöl 1,0 g 5,0 g
- Mandelöl (oder anderes Pflanzenöl) ad 100,0 g

➡ Kamillensalbe (fettend)
- Kamillosan®-Lösung (oder ähnliches) 3,0 g
- Bepanthencreme Roche® ad 30,0 g

➡ Kamillensalbe (feuchtigkeitsspendend)
- Kamillosan®-Lösung (oder ähnliches) 3,0 g
- Physiogel®-Creme ad 30,0 g

➡ Kamillensalbe (mit Nachtkerzenöl)
- Kamillosan®-Lösung (oder ähnliches) 3,0 g
- Linola® Gamma Creme ad 30,0 g

➡ Creme bei sehr akutem Ekzem oder Windeldermatitis
- Kamillosan® Lösung (oder ähnliches) 3,0 g
- Hametum® Extrakt 3,0 g
- Panthenol-Creme ct® oder ratiopharm® ad 30,0 g

* ad = auffüllen auf

Verwendete und weiterführende Literatur

- Heinz Schilcher: Praxis-Leitfaden Phytotherapie; Urban + Fischer, München 2000
- Heinz Schilcher: Phytotherapie in der Kinderheilkunde; Wissenschaftliche Verlagsgesellschaft, Stuttgart 1999
- Andrew Chevallier: Die BLV Enzyklopädie der Heilpflanzen; BLV, München 2000
- Walter Dorsch: Naturheilverfahren in der Kinderheilkunde; Hippokrates, Stuttgart 1998
- Margret Madejsky: Alchemilla, Eine ganzheitliche Kräuterkunde für Frauen; Goldmann Verlag, München 2000

Literaturempfehlungen

... zum Thema Phytotherapie

- Jörg Grünwald/Christof Jänecke: Grüne Apotheke; Gräfe & Unzer Verlag 2004
- Siegfried Bäumler: Heilpflanzen Praxis Heute; Urban & Fischer, München 2007

... zum Thema Wechseljahre

- Christiane Northrup: Wechseljahre, Zabert Sandmann Verlag; München
- Eveline Daub-Amend: Wechseljahre; aethera Verlag, Stuttgart
- Julia Onken: Feuerzeichenfrau; C.H. Beck Verlag, München
- Bernd Kleine-Gunk: Phytoöstrogene; Karl-F. Haug Verlag, Stuttgart
- John R. Lee: Natürliches Progesteron; AKSE Verlag
- Sylvia Schneider: Wechseljahre; Mosaik, München

... zur Homöopathie

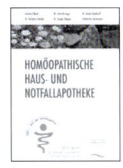

Homöopathische Haus- und Notfallapotheke
Deutscher Zentralverein homöopathischer Ärzte
Verlag Peter Irl
8,00 Euro
ISBN 3-933666-02-3

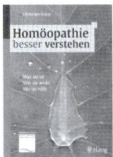

Homöopathie besser verstehen
Was sie ist – Wie sie wirkt – Wo sie hilft
Christoph Trapp
Haug Verlag, Stuttgart 2003, 156 Seiten
19,95 Euro, ISBN 3-8304-2096-X

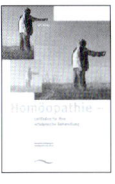

Ulf Riker: Homöopathie – Leitfaden für Ihre erfolgreiche Behandlung
Deutscher Zentralverein homöopathischer Ärzte
Bonn, Oktober 2006, 96 Seiten, 9,00 Euro (D),
Österreich 9,30 Euro (A), Schweiz 14,20 CHF
ISBN 978-3-939749-00-4
1,- Euro des Verkaufspreises wird der Homöopathie-Stiftung des DZVhÄ gespendet.

Zeitschrift

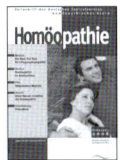

Publikumszeitschrift Homöopathie
leicht verständliche Texte rund um die Homöopathie
& Tipps zur Selbstmedikation
Deutscher Zentralverein homöopathischer Ärzte
12 – 16 Seiten, 4 x Jahr
Abonnement 5 Euro inkl. Porto.

Alle Bücher und die Zeitschrift können Sie bestellen beim Deutschen Zentralverein homöopathischer Ärzte (DZVhÄ), Am Hofgarten 5, 53113 Bonn, Tel. 0228 – 24 25 330, info@dzvhae.de.

Internet

www.welt-der-homoeopathie.de ist das größte deutschsprachige Internetportal zum Thema Homöopathie mit Informationen für Fachleute und Laien. Aktuelle Informationen, Adressen homöopathischer Ärzte, Krankenkassen, die die Homöopathie erstatten, aktuelle Termine ....

Adressen

Deutscher Zentralverein homöopathischer Ärzte (DZVhÄ)

Am Hofgarten 5, 53113 Bonn
Tel. +49 (0)228 24 25 33 0, Fax +49 (0)228 24 25 33 1
E-Mail: info@dzvhae.de, www.welt-der-homoeopathie.de

Schweizerischer Verein homöopathischer Ärztinnen und Ärzte (SVHA)

Dorfhaldenstrasse 5, 6052 Hergiswil
Tel. +41 (0)41 630 07 60, Fax: +41 (0)41 280 30 36
E-Mail: sekretariat@svha.ch, www.svha.ch

Österreichische Gesellschaft für Homöopathische Medizin (ÖGHM)

Mariahilferstraße 110, 1070 Wien
Tel. 0043-1-526 75 75, Fax: 0043-1-526 75 75 4
E-Mail: sekretariat@homoeopathie.at, www.homoeopathie.at

Homöopathie-Stiftung

Springstr. 28, 06366 Köthen
www.homoeopathie-stiftung.de